Process Redesign for Health Care Using Lean Thinking

A Guide for Improving Patient Flow and the Quality and Safety of Care

运用精益思想的医疗流程再造

患者流动和医疗质量安全提升指南

◎原著 ［英］David I. Ben-Tovim

◎主译 杨雪松

中国科学技术出版社

· 北 京 ·

图书在版编目（CIP）数据

运用精益思想的医疗流程再造：患者流动和医疗质量安全提升指南 /（英）大卫·I.
本 - 托维姆 (Daivd I. Ben-Tovim) 原著；杨雪松主译 . — 北京：中国科学技术出版社，
2019.5

ISBN 978-7-5046-8251-2

Ⅰ．①运… Ⅱ．①大… ②杨… Ⅲ．①医院－管理 Ⅳ．① R197.32

中国版本图书馆 CIP 数据核字（2019）第 053094 号

策划编辑	焦健姿　王久红
责任编辑	黄维佳
装帧设计	华图文轩
责任校对	龚利霞
责任印制	李晓霖

出　　版	中国科学技术出版社
发　　行	中国科学技术出版社有限公司发行部
地　　址	北京市海淀区中关村南大街 16 号
邮　　编	100081
发行电话	010-62173865
传　　真	010-62173081
网　　址	http://www.cspbooks.com.cn

开　　本	710mm×1000mm　1/16
字　　数	251 千字
印　　张	14
版　　次	2019 年 5 月第 1 版
版　　印	2019 年 5 月第 1 次印刷
印　　刷	北京威远印刷有限公司
书　　号	ISBN 978-7-5046-8251-2 / R · 2378
定　　价	65.00 元

译者名单

主　译　杨雪松
副主译　王晋豫　冯　岚
译　者　（以姓氏笔画为序）
　　　　王丽霞　王晋豫　王雪花　冯　岚　孙　静
　　　　杜　今　杨　滨　杨雪松　吴　昊　陈　喆
　　　　赵　旭　赵新月　续　岩　程　琪

著作权合同登记号：01-2019-2533

Process Redesign for Health Care Using Lean Thinking：A Guide for Improving Patient Flow and the Quality and Safety of Care/ by David I. Ben-Tovim / ISBN：978-1-138-19609-4

序

　　1990 年开始，全世界开始疯狂追求流程改造。医院管理者认为，只要将医院内部的流程改造好，这个医院的所有程序都会变得非常流畅。可是随着医改的脚步不断加快，人们越发认识到，单纯通过改变流程获得美好的改革成果变得不现实。这时兴起了另外一种管理风潮，这种新的管理风潮侧重于让管理者从战略角度出发进行改变，与此同时，科学技术的更新迭代衍生出一系列与之相适应的管理工具，精益思想就是当时从国外引进的诸多管理工具中的一种。

　　其实，精益思想在国内已经有十多年的历史了，它并不是一个新概念，只是恰巧在若干年后与医疗保险改革碰撞出新的火花。正是在这样的契机里，精益医疗又重新显示出特殊的魅力。

　　精益思想是一种以日本丰田汽车制造系统 (Toyota Production System, TPS) 为出发点的管理方式，以基于创造顾客最高价值为出发点，强调减少浪费、提升效率，是一种以需求拉升为基础的服务模式。将此思想运用于医疗服务的管理上则称为精益医疗管理 (lean management, 又称精实医疗管理)，lean 的含义是将医疗服务中属于浪费的部分降到最低。日本丰田汽车公司可谓将精益模式发挥到极致，引起同时期全世界众多汽车公司纷纷效仿。德国的宝马、奔驰汽车销量加在一起，也逊于日本丰田公司的雷克萨斯汽车。这些有着上百年历史的老牌汽车，为什么会在雷克萨斯汽车的面前败下阵来，其中最大的原因就是日本丰田汽车公司所运用的精益管理思想。由此看来，运用精益思想来辅助医疗管理，使得对医疗机构的各种行为有了清晰化的期待，同时对医疗系统的众多问题有了明确的规范要求。

　　新近统计资料显示，美国的医疗成本日益增长，但疗效却不尽如人意，医疗事故发生率逐年增加，包括药物误用、手术副作用及各种感染等。与此同时，国内面临的形势也十分严峻，故而医疗服务必须进行重大变革，减少事故、降低成本已刻不容缓。

原著者探讨的就是这种重大医疗流程改革，书中翔实准确地讲述了精益思想的起源，全面解释了精益思想在医疗服务领域涉及的问题，并通过众多案例解析，生动再现了精益思想的原理和演变过程。

　　现代医院管理要求医务工作者更好地为患者服务、提高患者满意度，而精益医疗管理无疑是其中非常重要的一部分。它不仅是一种思想、一种理念，更是一系列的方法。运用这一系列方法，有助于提高解决医疗工作中问题的能力，提高医疗质量，改善患者就医体验，并减轻医护人员工作压力，提升医院运营效益。因此，在运用精益思想的过程中，所有医务工作者都是受益者，秉持着这样的信心和理念，我衷心祝愿所有奋勇改革的医院在精益医疗管理的方向上不断攀升，创造辉煌！

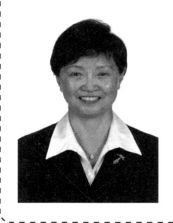

　　陈晓红　历任 304 医院妇产科医师、医务部助理员、副主任、主任、副院长、院长。2003 年 12 月起任解放军总医院副院长，硕士生导师，教授，少将军衔。现任国家卫生计生委医院管理研究所医院管理咨询中心主任、北京医院协会医院管理评价委员会主任委员、国家卫生健康委医疗机构管理标准专业委员会委员、国际医院质量安全评审委员会审稿专家。

译者前言

本书的原著者在澳大利亚的一家教学医院担任首席医疗安全和医疗质量官，他发现这家医院的急诊科虽然拥有一支训练有素、受人尊敬的优秀医护团队，且配备着现代化的医疗设施，工作负荷状态也很正常，但整个部门的状态却接近崩溃。许多改进措施的尝试均以无效告终，而且没人能解释失败的原因。

在这种情况下，为了解决这个看似简单但却很难回答的问题，原著者根据其长期以来积累的经验编写了这本书。出现上述问题的根本原因不是缺乏技术知识或专业能力，而是没人能以旁观者的角度来审视流程并发问"怎样才能在复杂多变的诊疗流程中梳理各种各样的问题，每天顺畅地输送患者到我们的部门"。这不仅是急诊科需要面临的挑战，而且是全世界的医院和医疗服务机构都必须面对的共同问题。

任何流程再造项目的目标都很简单，即在正确的时间与地点，为正确的人提供正确的医疗服务，并且能一次成功。本书的最大特点在于将抽象的管理理念和流程改革具体化。相信书中所述对很多抱有传统行医思维的人来说，犹如天方夜谭、闻所未闻；但细细品味之后，它却像一面旗帜，给予医疗从业人员以勇气和方向，使忙于医疗事务、无暇顾及窗外事务的医生们耳目一新，并带动工作理念和工作思路的变革。

精益医疗管理与我们每个人息息相关，与我们的从医之路息息相关，与我们的医学人文素质的养成息息相关，最终则与每位患者的就诊体验息息相关。书中涉及的精益理念，可以在手术室中践行，可以在挂号处践行，同样也可以在药房中践行；小到一个医疗科室的布局，大到一家医院的设计，精益理念都可以大派用场。

感谢由北大国际医院的同事组成的翻译团队，他们年轻、充满活力、高效且敬业，更令人欣慰的是在几次沟通中大家对本书内容的理解，以及结合医院实际工作的感同身受，对精益医疗管理有了进一步的思考，其意义已远远超出了翻译著作本身。

翻译是门遗憾的艺术，尽管翻译过程中反复斟酌，希望能够准确表述原著者的本意，但由于中外语言表达习惯有所差别，中文翻译版中可能存在一定的表述不妥或失当，敬请广大读者批评指正！

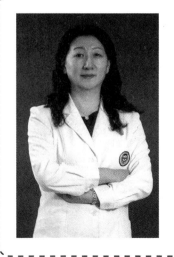

杨雪松　医学博士，英国牛津大学博士后。主任医师，博士研究生导师。1989年毕业于北京医科大学，在北医三院消化科从事临床及医院管理工作。曾任北京医科大学教育处副处长、北医三院院长助理兼医院感染管理科、疾病预防控制科主任。现任北京大学国际医院医疗副院长兼消化中心主任。主译《实用急症处理手册》《医患沟通技巧》等著作，主编《消化系统疾病药物治疗学》等著作，参编、参译著作15部，发表消化专业及医院管理相关论文80余篇。

目 录

绪 篇

上篇　背景与方法

下篇 经典案例研究

绪　篇

Part 1　偶然的流程再造者

一个偶然的机会让我成为一名流程再造者。我曾花了十几年时间试图对医院和医疗服务行业所提供的医疗服务流程进行流程再造。

我是一名精神病学家和临床流行病学家。Flinders 医学中心位于南澳大利亚的阿德莱德，是一所拥有 500 个床位的教学综合医院。2000 年我成为该院临床管理部主任，工作职责是监督整个医院的安全和质量体系。

医院所面临的主要问题是显而易见的。急诊科拥挤不堪，患者无法得到最优的救治，这样的问题波及整个医院。

医院并没有面临超负荷的患者量，只是社区期望医院能够接管更多的工作。医院尝试通过各种努力以摆脱困境，但收效甚微。刚巧，我的同事 Melissa Lewis 在互联网上发现了一张"流程图"。它需要整个组织的人员共同参与，探讨患者在组织中是如何流转的。我们认为，流程图可以帮助我们了解问题所在。尽管在急诊科工作的高管自信地认为他们知道如何管好这个部门，但他们依然愿意进行各种尝试包括流程图，以期改变现状。

一、初识流程图

一个周二的上午，我与 Melissa Lewis 以及约 20 名急诊科工作人员聚集在急诊科会议室。从为患者进行清洁、取药和运送患者的服务人员到最高级别的急诊科医生，在这个部门工作的每个小组都派出了代表参加。

Melissa 和我决定要求参与者详细描述他们所做的每一项工作：从患者到达急诊科玻璃门入口处那一刻起，直到患者离开——回家或被送进住院部。

经过三次漫长的会议，我们罗列出了科室所提供的医疗服务顺序。这对我们来说是一个启示。当我们开始这项工作时，马上意识到我们的医疗服务流程是多么的混乱。急诊科的工作人员也和我们一样惊讶。

在澳大利亚，每位来急诊科就诊的患者首先会遇到一位专业的分诊护士。无论是从形式上还是实际意义上，分诊护士的工作岗位是医院的前台。她（他）会对每位患者做出一个非常简要的临床评估，并给出每位患者的分诊评分。分诊评分是分诊护士在对部门其他人员开始提供紧急医疗服务前，关于紧急程度的必要评估：即在 10min 内、30min 内、60min 内或 2h 内提供服务。急诊科的许多问题似乎都是从分诊评分开始的。分诊评分不仅要对患者进行描述，还要对患者病情的紧急程度进行排序。虽然这看起来似乎很合理，但第 20 章的案例研究清楚地说明了为什么这会成为问题。

当我们向医院的各个团队展示我们的观察结果时，大家普遍认为需要做些什么——但是究竟该做什么呢？

二、参访现代化机构

包括急诊科护士长 Jane Bassham 和急诊科主任 Di King 博士在内的一组人，作为英国国家医疗服务体系 NHS(前身为现代化机构) 组织的嘉宾，在伦敦停留了几天。我们参观了多家繁忙医院的急诊科，这些医院已经从"战区状态"转变为职员和患者都可以接受的地方。NHS 的运营者们非常愿意帮助和支持我们将要进行的改进工作。他们送给我们《精益思想》（Womack 和 Jones，2003）这本书的复印本，并告诉我们这本书非常实用。他们在给我们书的时候非常低调和隐秘，这令我们十分惊讶。

后来我们才了解到，当时英国正在讨论是否 NHS 应向工业企业学习，这将意味着 NHS 会被出售给私人企业，而当时的政府并不想变成这样的后果。

回到澳大利亚后，我们又和 NHS 的高级职员 Ben Gowland 一起度过了几天。Ben 在我们观察到的变化中发挥了重要的作用。我们不停地向他询问应该怎么做。他说我们是聪明人，可以自己解决问题。虽然这听起来并没有什么实质性帮助，但他是对的。在 Di King 博士的鼓舞下，我们借鉴了伦敦同行的经验并阅读了《精益思想》为急诊科内部组织带来巨变（King 等，2006）。一夜之间，这些变革提高了我们提供良好、及时医疗服务的能力。第二年，医院在安全和质量方面因严重失误而要求索赔的患者数量急剧减少,这意味着整个医院体系都受到了变革的影响。

很明显,《精益思想》(Ben-Tovim 等,2007)中的一些方法是有价值的,尽管那时这些方法并没有被澳大利亚其他的医院和卫生服务机构所应用。

Ben 还说,如果我们想持久地改变,需要建立一个组织架构规范、职责明确、致力于改善工作的项目组。他说,成立一个项目组应该与我们打算进行的变革一样重要。这是一个非常好的建议。如果没有他的建议,我们就不会考虑创建一个项目组和一个管理架构。医院管理层接受了 Ben 的建议,成立了一个小组来做“精益管理”,我被任命为董事。团队中包括两名全职护士和一名兼职护士,还有一名兼职心理学家。我们建立了团队(包括 Melissa Lewis、Jane Bassham、Denise Bennett、兼职的 Margaret Martin,以及后来的 Jackie Sincock 和 Lauri O’Brien),确立了包含医院高层领导在内的组织管理架构。我们把它称为“医疗再造服务”并开始行动。

三、为什么选择再造

为什么是再造,而不是设计或改善?因为技术人员已经对医院尽职尽责了。我们并不是从一张白纸开始的,相反,我们正试图改进那些体系中已经存在的医疗服务流程,在把事情厘清之前,我们并不会停止现有的流程。

四、学习精益思想

显然,我们需要对精益思想了解得更多。这个团队和一些高层管理人员参加了本地的精益生产方面的大学课程。我们的同学来自本地的各行各业。我们从他们身上学到的东西并不比课程的正式内容少。尽管企业情况有所不同,但我们都在努力解决同样的问题。

最重要的是,无论是在课程期间还是在课程结束之后,我们的团队共同协作,努力去理解我们所从事的工作对整个医院的医疗流程再造的意义。

后来,我们得到了处于不同管理职位上 Julia Davidson、Michael Szwarcbord 和 Susan O’Neill 的大力支持。Paul Hakendorf、Chris Horwood 和 John Gray 很有耐心,协助我们完成了数据检索和分析的关键任务,并为我们提供了常规的支持和急需的帮助。

在 Flinders 医学中心和全国各地工作过的数百名临床和非临床工作人员，以及在重建医疗团队中进行长期或短期兼职工作的人员，都对这一过程的理论和实践工作做出了宝贵的贡献。

很多人都发挥了重要作用，只提到特定的人或团队是不公平的。不过澳大利亚精益企业的 Peter Walsh 作为重要的伙伴一直为我们提供支持，整个精益团队也是如此。尽管 Katherine McGrath 和 Tony O'Connell 还有许多其他工作要做，但他们提供了很多支持和鼓励。还有许多人，其中包括给予重要支持和援助的患者 Di Mackintosh Kylie Thomas。

利用精益思想进行医疗流程再造的过程主要汲取了这一思想的理论和实践方法，但并不仅限于此。首先，我将讨论精益思想的起源以及其在适用于医疗服务方面所涉及的一些问题。之后，我会详细描述流程再造的方法，利用简单的案例来说明该方法的原理和演变。通过四个扩展案例，我会尝试更加详细地描述医疗服务中的流程再造。精益思想（简称为"流程再造"或"医疗流程再造"）在实践中的确起到了作用。其中最有创意的工作几乎都是由基层工作人员来完成的。他们熟悉这项工作，并且无一例外都期待改善所提供的服务质量。案例研究并不能提供解决某些问题的具体模板，它们也无法做到这一点。医疗服务问题的解决需要考虑其发生的背景，并且制订适合具体情况的解决方案。案例研究的目的是为了对流程再造进行阐述，并让大家了解如何做到流程再造的变革。为了实现这一点，扩展的案例研究是需要依当时具体情况为基础的。

医疗服务中所涉及的人群都有他们最脆弱和隐私的部分需要进行保护。为了使个体被识别的风险降到最低，我们采取了匿名的方式，将容易识别具体参与者的细节或者机构的敏感问题已经进行了更改或删除，如果所表现出来的图形或数字是建立在流程再造期间所产生的数据基础之上，则对其进行了更改和重新绘制。识别个人或特定服务的事实或数字也进行了改变，以最小化降低识别风险。我们尽一切努力遵守忠实描述流程再造过程的精神，不为项目结果作假。不管怎样，案例研究以书面形式将所涉及的各个工作阶段明确分开。这就是工作的进展情况，在出现重大偏差的情况下可以对它们进行讨论。然而，案例研究本质上是对更加混乱的现实进行简单的表述。

正是由于工作中书写了大量的文件记录，所以才有可能得出案例分析。这要归功于 Denise Bennett 和团队的其他成员将流程再造过程中的各个步骤都向管理层进行了汇报。Denise 在这方面发挥了重要的作用，文件的一致性大部分要归功于她的领导。

在整个过程中，当小组成员中个人的贡献特别明显时，我会努力去确认他对理论和实践的贡献，但同时更加强调团队整体的重要性。

五、十年精益

在这项工作开始十年之后，已经有越来越多的医疗流程再造者使用精益思想来再造澳大利亚和世界其他国家及地区的医疗服务流程。我为我和同事们在这一发展中所发挥的作用而感到高兴，而 Flinders 医学中心从一开始就成为澳大利亚精益医疗服务联盟的一员，并促进了其在澳大利亚的发展。

医疗流程再造是为了对医院或公共医疗服务机构所提供的医疗服务进行改善。我希望医疗流程再造的新手和经验丰富的从业人员都乐于从中学习更多。这并不是件容易的事，而是一项艰苦的工作。事情从来不会按部就班，但最终都是可以完成的。医疗流程再造是团队的努力。当不清楚自己在做什么，或是下一步需要做什么的时候，Flinders 医学中心的团队总是会说："要对方法有信心，不要错过每一步。"

（王晋豫　译，冯　岚　校）

上篇 背景与方法

Part 2 手工艺、工业流水线与大规模生产

"精益思想"一词首次在《改变世界的机器》[*The Machine that Changed the World*（Womack 等，1990）]一书中被提及。该书是对世界汽车制造业的研究和总结。作者用"精益思想"一词总结概括他在丰田汽车公司所观察到的独特生产方式和管理方法。

是什么令 Womack 如此兴奋，我们先从了解大型复杂的产品制作流程，如造船或者制造汽车来理解制造方式的演变过程。这可以追溯到 14 世纪威尼斯人的造船工艺，甚至更早期公元前 221 年中国秦始皇时期所制造的兵马俑。但是工业领域制造方式的巨变最重要的时期还是集中于 19 世纪末。即人们普遍认为的英国手工艺制造方法让位于美国工业流水线制造方法的时期，并由此诞生了我们今天众所周知的大规模生产方式。

这一短暂的历史时期（Lazonick，1981；Reinstaller，2007）产生了丰田汽车的制造方法。不论是原始的纯手工艺还是更为先进的制造技术，都同时被现代医疗服务业所采纳。了解这些方法之间的差异有助于解释为什么这些制造业方法并不总适用于医疗服务日常工作。

一、英国制造业：手工艺系统的延伸

英国是最早开始工业革命的国家，19 世纪英国制造业大规模扩张，然而大规模制造企业组织结构还停留在工业化之前的手工业时期的组织结构。一群传统手工艺者被大规模生产企业所雇佣，这些手工艺者被用在大规模生产企业的流水线上，企业有雇佣和解聘的权力（"没有许可，不能工作"，澳大利亚本土语）。

传统手工艺是按计件支付工资的：收入体现制作产品的价值。手工艺工人自己控制生产速度和方式。通过控制日常生产管理及一起工作的人数最终决定工作的节奏。他们可以通过对工资支付比率的控制，来降低新技术导致的失业。这种对人的持续性控制为企业管理提供一定的优势。每日只需要花费较少的时间和精力去协调日常的工作，破坏性的罢工被最小化，保证了生产的连续性，这一方式在 19 世纪末激烈的区域竞争下是十分重要的。

英国的方法是尽可能使资本主义人性化，并制止生产的过度行为，这有助于维护劳动价值和尊严，平衡劳动者的价值和资本家的权利。但是这也延缓或抑制了降低生产成本的新技术发展。按计件支付工资的方式更不适用于装配生产线类的企业，在那类企业中生产节奏根本不取决于个人的努力。这些问题使英国制造业的竞争力持续下降。

二、美国生产方式

19 世纪末期，随着人们向西部转移，美国人口的不断增加和国家铁路的发展给美国制造业的增长和发展提供了新的商机。抓住机遇，制造商果断地摒弃了英国的模式，通过多种手段获得了对生产方式的控制权（Reinstaller，2007）。

首先，他们在技术革新上投资以降低生产技术难度，工作被生产工程师分解成一个个结构化的基本工作单元，使得不熟练的工人只需要通过简单的培训就能够胜任工作。精密的机械替代传统手工艺和熟练的手工艺者。机器允许不熟练或半熟练的机械操作员来替代工匠们。雇用权、解雇权以及工作的效率调控都被管理层收回。美国最高法院通过大量判决用以强化企业管理者的权力同时限制有组织劳动者的权力，并帮助工厂从按计件支付工资过渡为按小时结算工资的方式。

在工作流程上仍然需要大量协调工作，因此出现了大量的行政和管理人员，他们的任务就是设计和协调整个生产过程。在 20 世纪早期，这种新的方法提供了更加有效的竞争优势，从此美国开始在制造业中成为主导力量。然而这种制造方法仍然需要进一步完善，才能成为今天我们所熟知的大规模生产模式。许多早期创新革命的方式几乎是"亨利·福特"模式的代名词。

三、亨利·福特和高地公园的生产线

亨利·福特的第一次突破性进展是 T 型车的制造。福特 T 型车是在密歇根州底特律高地公园的工厂里组装制造的。当时使用的是一条革命性的生产线,亨利·福特创造性地改变了传统手工业中由工人们控制生产过程的方式。在手工业生产中,"工作者"一词的含义是"去"工作的意思,而亨利·福特突破性的创新是将工作送到工人面前。

福特跟他的助理 Charles Sorenson 一起研制出了传送带,移动的生产线将汽车底盘输送至各个装配点。在每一站,工人只需按照工程师开发的生产程序要求增加一个特定的零件。福特和他的同事们通过多次调整生产流程,使整个福特 T 型车组装时间从 12h 缩短至约 93min。

福特 T 型车生产不但取得了巨大的成功,并且还带来丰厚的利润。福特 T 型车的生产从 1909 年持续到 1927 年,多达 15 000 000 辆的汽车在这一时期生产出来。到 1918 年福特的 T 型款车占到美国汽车市场的一半左右。随着时间的推移,T 型车从 850 美元降价至 240 美元(相当于今天最便宜的新车四分之一的成本)。

随着竞争对手的追赶,消费者开始需要更多的选择,福特需要持续改进。福特所做的调整是把工厂从底特律的高地公园搬到了底特律南部胭脂河和底特律河交汇处的底特律河工业区。

四、底特律河工业区和积压的商品

在河工业区(The Rouge),福特的生产从单一的生产线演变成为复杂的 1.5 英里宽和 1 英里长的生产线。生产被分解成几大部分——轴、轮胎、车底架、营销和采购等。河工业区如此之大,每个主要功能都集中在指定的生产区域内完成。每个独立区域都有自己独立的传输厂、铸造厂和散热器厂等。

每款车的每个零部件都是由在河工业区独立的生产区域生产出来的,最终这些汽车零部件被送到一条生产组装线上组装成整车。

现代汽车的生产需要很多的零部件和其他需要精心改造的组件,它们的生产经常需要使用大型、昂贵的高度精密机器,这些机器一旦设置很难更改。因此,在更改机器设置之前,大规模的生产策略通常是以最快的速度并尽可能的使用这些昂贵的机器生产出大量的单一零配件。尽可能多被储存起来,直到下次被使用。

伴随着大规模生产，协调、调度等问题就出现了。不同的工人分配在不同的厂房里工作，生产他们各自的配件，每个团队努力以最快的速度进行生产，用以最大限度地提高他们的成本效益。然而根据不同的生产节奏和数量生产的配件，很难协调和整合以适应市场不同需求，复杂的生产排期非常难以设计，因为事情不会一直按计划走，需要不断地更改和调整，甚至刚刚制定完就需要改变。这是否使你想起了医院里的例子，例如手术室的排班表。

五、阿尔弗雷德·斯隆的数字化管理模式

福特是制造业的天才，但他的天赋并没有延伸到整个组织的设计上。公认的一点是，他认为只有通过自己来做最重要的决策才能使河工业区更好的运转。设立新的组织架构，组织大规模生产，从而产生规模效应的做法应主要归功于阿尔弗利德·斯隆。他在 20 世纪 20 年代成为通用汽车公司的总裁。

斯隆将庞大的通用汽车公司分解重组成很多小的公司总部和一系列分散的汽车生产部门，斯隆的管理只看"数字"。总公司的高层管理人员负责制定业务战略，总部以财务状况判断每个经营单位的业绩。企业高层管理者并不需要知道汽车是如何生产出来的，那是部门经理的责任。斯隆只关注一系列的财务指标，如果某个经理人没有能够达到财务指标，那他接下来的日子会很难过。

一大批经理人在通用汽车，以及其他效仿通用汽车模式采用大规模生产的公司里管理着公司的日常工作。公司的有效运营依赖于公司的层级管理，相互的协调、监督和资源的分配（Chandle，1988）。

大批量生产在降低产品成本方面产生了巨大的收益。斯隆的数字管理模式也被许多政府卫生部门管理人员所使用。但是批量生产最困难的就是相互协调问题。波音公司生产的最为复杂的现代新型客机，一种全新的客机的生产过程就是最好的证明。

六、新型客机的生产是美梦还是噩梦

波音 787 梦幻客机是波音公司在 15 年间研制的第一架全新的飞行器。波音公司是飞行产业中运用精益生产方法的先锋。但是对于梦幻客机的生产，它采用的战略是公司飞机生产方案的一个突破。以前，波音公司飞机的大多数零件、配件

都是由波音自己来生产的，但是梦幻客机的生产是由世界各地供应商提供设计的产品组装而成。通过这种生产方式，波音公司将大大降低新机型设计成本风险。波音公司实质上成了承担着风险的供应商们的总组装部。

项目启动后不久就出现问题，生产工作很难如期完成，零部件的短缺，以及软件系统集成困难，导致飞机迟迟不能交付（Terdiman，2011）。大多数问题现在虽已被解决，梦幻客机也顺利下线，但因此前的战略到底损失了多少？

作者在《改变世界的机器》(Womack 等，1990) 一文中将大规模的生产方法与丰田公司制造方式进行了对比。

（孙　静　王雪花　译，冯　岚　校）

Part 3　大野耐一与精益思想的诞生

　　丰田制造将其系统描述为"零库存管理"和"丰田生产系统"，Womack 等（1990）创造性的使用"精益思想"一词概括了丰田生产系统与大规模生产模式之间的区别。精益思想中的"精益"一词是相较之先前的"大规模"产生的。精益思想是丰田生产模式的精髓，大野耐一（1998，57）强调真正理解减少生产和人力支出的重要性。大野耐一 非常喜欢用"理解"这一词，他认为这一词很好地诠释了丰田生产系统的本质。

　　现在是承认偏好的时候了。20 世纪 80 年代，我在波斯瓦纳工作了 3 年，那是一个贫穷、被多种势力统治的撒哈拉沙漠以南的非洲国家。在我到达后不久，波斯瓦纳政府给我提供了一辆丰田陆地巡洋舰。在接下来的 3 年多时间里，我开着这辆车（主要由驾驶技术高超的莫法特西班达驾驶）在卡拉哈里沙漠深处行驶了12 万余公里，路过了令人震惊的波纹钙质结砾岩。在波斯瓦纳这段时间里，无论是卡车的第一次启动，还是之后的每一次使用，无论路况如何，它都运行良好。因此早在接触"精益思想"之前，我就已经领教过丰田汽车的可靠性能。

　　先将我个人对丰田技术过硬这点看法放一边。丰田是一家主要生产汽车的公司。通常，他们生产的汽车不仅技术值得信赖，利润也相当可观。同时丰田在生产上采用了很多创新方式。当然丰田肯定也存在风险，近年来，丰田汽车因产品质量问题也发生了一系列召回事件。但丰田在没有外界援助的情况下，经受住了全球金融危机的考验，仍然是所有汽车制造商中规模最大和最成功的一家。我们应该承认，现代汽车的制造涉及至少 10 000 个独立部件的设计和组合，因此汽车制造并不是一项简单的工作。

　　为什么精益思想对医疗服务业如此重要？

　　精益思想不仅适用于汽车行业，它的管理、协调和工作分工的思想同样也成为其他任何行业包括医疗服务在内的最佳实践。在医疗服务行业中实施精益思想时需要做一些调整。但是精益思想精髓及与之相关的实践都非常有借鉴意义。对于这一点，没有比大野耐一本人的描述更好的诠释精益思想了。

一、丰田和大野耐一

丰田家族企业早期以生产自动织布机起家。第二次世界大战前开始制造轻型卡车。第二次世界大战后丰田进入轿车市场。当时丰田没有足够的资源与大型美国汽车制造商抗衡，但当时日本为了保护本国的经济，实施进口保护期政策，丰田采取与别国视人力为成本相反的人力政策，将人力资源视为资产并采用终身雇佣的方式，同时丰田拥有一群非凡的生产经理人。

大野耐一（1998，13）既是高地公园时期亨利·福特的崇拜者，又是大规模生产的批判者。他用"高产出、高速运转的机器"来描述美国大规模生产的结果，他认为，"全然不顾生产过程的需求，前道工序所生产出来的产品源源不断地送到后道工序上。导致大量的零件在后道工序上堆积如山。为此工人们要花相当多的时间寻找空间去储存零部件，而不是把时间投入到重要的生产中。"

二、消除浪费和流程再造

大野耐一一再强调，他的目标就是消除浪费。所谓"浪费"，并不是指将一大块金属切割挤压成汽车过程中原材料的浪费。而是强调，在传统的大规模生产中制造汽车过程所产生的浪费，它包括时间的浪费、花费精力去寻找物品的成本以及零件储存的成本浪费，还包括生产出来的有缺陷的零件浪费。除了设计和生产部门将其组装成成车之外的其他消耗，都是传统大规模生产中的浪费。大野耐一的观点是如果他能将生产中浪费的环节降到最低，他的成车价格将颇具竞争力。

对于大野耐一来说，浪费和流程的顺畅是一个硬币的两面。他认为应该最大限度保持生产流程的通畅，而不是减少浪费。

大野耐一（1998，4）写道：丰田生产系统的基本原理就是彻底消除浪费。支持该系统的两大支柱是零库存和自动化。什么是零库存？就是在组装线上，只有当组装需要时那些所需的零配件才刚好送达。建立起这样的生产线，公司才可能做到近乎零库存管理。

库存一词是一个工业术语，包括制造成品所需的所有零部件。这些零部件被供应商送来，不论是整箱的还是散装的或者已经组装成零件并存储在工厂里（后者通常被称为半成品）。库存占用了大量的时间、金钱和精力，在最终转化成产品交付给客户并收回款项前，不产生任何收入。

大野耐一的流程目标就是保持最低的库存量。但这一目标的实现并不是一蹴而就的，多年来他一直践行精益管理的思想并通过不断的创新来实现。

三、价值和浪费

这个研究的核心是找出什么是有效工作，什么属于无效浪费。大野耐一定义了什么是"人为的浪费"。他认为，浪费是那些不必要的，重复性的动作，应立即消除。例如：待装配的零件和不必要的运输。工作并不是单一的，大野耐一把工作分为不增加任何附加值（但必要）的工作和增加附加值工作。非增值（但必要）的工作是在"现有的工作条件下"必须完成的工作，例如把从分包商处购买的零件去掉包装，从整个运货箱中取出零件，或者走到其他地点取零件。大野耐一（1998，57）认为增加附件值的工作涉及"改变产品形态、特征或产品组装的过程"。这类工作比例（增值与必要但非附加值工作之间比）越高，工作越有成效。

四、看板管理

大野耐一如何实现似乎不可能完成的任务，在零库存情况下只做 100% 增加附加值的工作。大野耐一（1998，33）写道："达到这一目标的方法就是丰田生产方式，即看板管理方式。"

传统的大规模生产依赖于层级管理，即通过产品的排期及监督进行管理。而斯隆在通用汽车公司开创了以数字为基础的管理方式，工厂经理们的能力是通过两个指标来评定的：产量和质量。产量是实际生产的汽车相对于总公司设定的订单量的百分比；质量是成品出厂时的质量。同时，"移动金属"是非常重要的，因为总部只在汽车离开工厂之前才会对质量进行评估。如果出现缺陷，产品将在生产线末端的返工区内重新做好。

在传统的大规模生产中，通过人和计算机系统设计出整个复杂的生产过程。生产排期指导各车间该做什么和什么时间做。因为事情不会永远按计划走，因此生产排期必须不断的更改。为了确保生产线不会停止，大量配件保存在库房里，以应对可能发生的情况。

真理来源于逻辑的思考，大野耐一意识到，管理者们精心安排的排期却是浪费的来源。大野耐一（1998，28）以完全不同的方式解决了生产协调的问题："一般来说，在一个企业中，生产什么，什么时间生产以及生产多少是在工作开始之前由制订计划的部门提前做好的。工作何时开始、何时运送、何时生成生产订单和交付订单，都是随意设置的，人们认为零件是否按时到达还是提前到达，都是理所当然的。'零库存'恰恰意味着如果零件在需要之前送达，就无法消除浪费。"

汽车的生产（或其他类商品或服务）都是严格按工序完成的。如何做到所需要的零配件被及时保量的送到？假设一家公司每天销售大约20辆特定型号的汽车，理想状态下，公司每天需要生产20辆这样的汽车来替代那些已经出售的汽车。如果工厂的工作时间为8h（480min），制造一辆整车需要24min（480/20）。怎样确保每个配件刚好在需要时被送到，时间和精力不会浪费在存储和搬运上？

大野耐一的回答是，让工人从装配线上的最后一道工序开始一天的工作，完成之后告诉其他人当天所需生产的汽车数量。在我们的例子中，生产线的速度被设置成每24分钟生产一辆汽车。当最终端的装配人员完成了第一辆车的必要工作，也就是24min后，他们就会发出一个信号，让其他工作人员把下一辆几乎制造完成的汽车沿着生产线送过来，直到20辆汽车全部装配完成。生产线上每一站的装配速度取决于下一步的需求所发出的指令。生产线上的每个人都有足够的时间为第二天的工作做准备。生产既不是按程序，也不是按时间表完成的，而是按市场的需求来安排的。

在这个系统中，大约每24分钟生产需求信息传递到各个生产步骤。如果在24min内无法完成某项工作，会发生什么情况？生产过程需要重新调整以弥补生产线上出现的空档，抑或配件组装需要再增加岗位，以完成24min的配件组装任务。正如大野耐一写道："看板的第一个规则，是后期的工序进入早期工序来获取产品。"

看板是零库存管理的核心。"看板"这个术语是指从后一道工序向早期工序发出指令，指导早期工序的生产需要和交付需求，以便满足后序所需。只要后面的工序表明需要从早期的工序中得到什么，需要多少以及用在什么地方，信号可以以任何形式发出：一张纸、一个电子请求、一个盒子、一辆小车或者一个塑料的标记。大野耐一（1998，31）说："对于早期的生产工序，这意味着消除他们长期以来依赖的生产计划。仅仅生产尽可能多的产品已不再是优先考虑的事情，生产工人可能会对这样一种想法产生心理上的抵触。"但是我们发现，在医院里，这是可以进行调整的。

五、超市

没有人是完美的，即使是最完美的系统，组装生产的时间和质量仍然会有变化，大野耐一发明一种"超市模式"来解决这些变化。在很多情况下，操作人员并不需要信号提示，而是可以从一个小的储存器里获得他/她所需的零部件，就像去超市的购物者从货架上拉出一袋他所需的干草药一样。超市里理货员的任务是将货架上的货物补充到预定水平，这样可以保证货架上总有足够的但又不是过量的草药包可供购物者选择。

在工厂里，工人们的工作就像是超市这样的特定工序，操作者扮演货架理货员的角色，其任务就是保证下一步货架上充满了一定量的零部件，多到不至于浪费，少到以备不时之需。这时形成的信号提示为"用掉一个零部件"，并且生成一个新的"零部件需求"，并由理货员摆放到架子上。

六、推和拉

传统的大规模生产（和许多医院流程）是一个"推动"过程。在推动过程中，我有我的节奏，然后干扰到你，让你采取我的方式。如果我所需要的还没有准备好，我只好等待或者保持足够的存储量来应付所有的可能性。

精益生产是一个"拉动"的过程。在拉动的过程中，我从更早的过程中寻找我所需要的东西，足量但不过量地满足我的需求。许多医院急诊部都挤满了患者，急救人员不得不抱怨、恳求，甚至威胁已经人满为患的医院再去接受新的患者。在这样状态下工作的人员很难想象"拉动"能有什么帮助，但是在许多医疗改革中，从"推"到"拉"已经成为一项至关重要的战略。

七、工人成为问题解决者：管理者的挑战

精益思想家倾向于去淡化大野耐一或他的译者所强调的"自动化"的重要性，但这是帮助将生产线员工视为问题解决者和合作者的关键因素，而不仅仅视为一个替换的成本。

丰田公司率先拥有一个自动化织布机，自动化织布机在一根线断裂的情况下会自动停止工作。这样就不需要织机操作人员去监控织布机是否正常运转，只有

当织机出现问题时，织机的操作者才会出现。正如大野耐一所说（1998，6），丰田使用了大量的机器，"他们配备了可以区分正常和异常情况的装置"。当出现问题时，这些装置可以马上停止机器，从而避免有缺陷的产品被自动传递。自动化使得机器操作员从机器的监护者变成为问题的解决者。他们可以同时照看几台机器，解决造成机器停止的问题，而不是无意识的"看守"机器。

将员工视为问题的解决者是丰田的特点，也是精益思想的特征。把工人看作解决问题的能力，而不是轻易被取代的成本来源，这需要管理思维的重大转变。

核心工作越复杂，转变就越重要。当日常工作变得复杂时，管理者不能单方面为生产过程中的问题提供所有解决方法，管理者需要认识到工人们很可能比他们更了解需要什么。管理者必须成为合作者和促进者，而不是指挥官和控制者，这个转变未必是容易的事情。

正如大野耐一（1998，9）所写："这不是一种神奇的方法，而是一种全面的管理体系，最大限度地发挥人的能力，最大限度地提高创造力和成果，充分利用设备和机器，并消除所有的浪费。"同时，大野耐一 (1998，22) 对劳动力的看法并没有感情用事，他认为"在适合的工作实践中，培训新工人的时间不超过 3 天。"

（孙　静　王雪花　译，冯　岚　校）

Part 4　精益思想的原则

一、流程视角：精益思想的黄金线

流程视角是贯穿精益思想原则的黄金线。患者因为担心自己的身心健康而寻求医疗服务。医疗服务的基本前提是患者担心自己身心状况出现异常。医疗服务工作就是逐步识别身体或精神状态的异常或风险，帮助患者恢复健康的过程。从行业角度来说，患者身体或心理的异常是转化为健康结果的原材料。

那么这一转化是如何实现的呢？是通过流程实现的。流程的通用定义是，将给定输入（原始或部分处理的材料）转换成指定输出所需的知识和任务。输入可能是无形的（一系列的顾虑或情绪），它还可能是具有代表性的（X线上的图像、来自自动分析仪的一组数字或方程），也有可能是人体组织或血液等物质。过程任务都是相同的，都需要将输入转换为指定的输出形式。

医疗服务是复杂的，通常要将患者的担忧完全转化为一个有价值的结果，需要一系列的过程，每个过程都有其独特的知识基础和相关的转化方法。

一个良好的起点到终点闭环流程应该是兼具简单性、高效性和有效性的特定过程。通过类比，患者担忧的起点到终点转化可以被看作是由不同种类的材料以不同的方式组合而成的链条。或者这种转化可以被认为是通过一系列"看不见的"医疗健康生产线进行，这些生产线由一系列进行不同工作的工作站组成。

正如将在第11章中讨论的那样，起点到终点的医疗服务过程通常可以分解为一些程序化模块，在这些模块中可以识别出通用的中间功能，例如到达流程、初始评估、诊断检验等。完成中间功能所需的特定动作或方法在不同的点到点过程之间会有所不同（心脏病发作患者所需要的手术顺序与哮喘发作的4岁儿童完全不同），但过程的终点是一样的——沿着转化路径改变异常或危险的身心状况。

流程再造可以在任何层面上进行，从完善某个特定流程直到改进流程或大或小的模块，再到从起点到终点的步骤和步骤组合。改进的方法都是一样的，只是在细节上有一些不同。然而，作为一个主题，医疗流程再造的重点主要集中在流程模块的层面，以及起点到终点的流程。

精益思想是一种流程再造方法，Ohno（1998）、Holweg（2007）为 Womack 和 Jones（2003）所阐述的精益思想原则提供了基本概念，这一原则是在诸如汽车等产品经营转化的背景下发展起来的。使用与医疗服务更为接近的语言重新制定这些原则是很容易的。语言有助于塑造我们看待世界的方式。不同的语言可以帮助我们以不同的方式看待事物，医疗流程再造就是要以不同方式来看待医疗服务。因此，以下精益思想的原则是从制造业和服务业所使用的各种术语中提取出来的。

二、精益原则

精益原则可以表述如下。

1. 以最终客户的视角来定义价值。
2. 确定每个产品系列的价值流。
3. 消除浪费，使产品流动。
4. 客户可以拉动需求。
5. 尽善尽美，永无止境。

（一）原则 1：以最终客户的视角定义价值

事实上，医疗服务从业人员很难从客户的角度进行充分思考，更不用说最终客户了。已故的 John Long 是一位将精益思想运用于医疗服务的先驱，早年也是我们团队的朋友和导师。John 告诉我们，客户是你所提供产品的使用者（Long，2003）。John 将患者也就是医疗服务的最终客户从中间客户中分离出来。中间客户是指占有某一特定程序的产品，进行了一些转化性的工作，并在产品的逐步转化中将产品转移到下一个过程。

医疗服务的最终产品是优质的患者服务。许多从事医疗服务的人员虽然不直接与患者接触，但在提供服务方面仍然发挥着重要作用。在通过一系列流程来实现价值的过程中，在每个中间过程中，都会有使用前期流程生成产品的直接或中间客户，并会将刚刚生成的产品传递给下一流程使用的客户。检验科是抽血护士的客户。检验科对血液样本进行一系列程序处理，并以一组读数形式输出，以纸张打印或电子方式交付产品。检验科的直接客户是医生，但最终客户是需要进行血样分析的患者。

所有这些与价值问题的关系是怎样的？价值可以首先被认为与最终客户有关，然后是与过程中的直接或中间客户有关。

1. 患者：终端客户　患者是医疗服务的终端客户。任何医疗服务的主要目的都是获得患者异常（或风险）身心状况的原材料，并将其转化为有价值的医疗结果。谁能定义什么是有价值的？最终，只有患者能够定义，当他们与提供服务的人进行互动，患者会单独或与家人协商做出定义。从这个意义上讲，医疗服务机构与其他服务行业一样。但医疗机构不能使用价格作为最终检验和商业机会来确认他们所提供给终端客户的价值。

当你购买一辆新车时，汽车销售人员将会使用各种各样的技巧，只为了让你花更多的钱。但在这一天结束时，你可以自己做出选择。你知道能够从汽车加热座椅、分体式空调和涡轮增压发动机中获得多少好处，决定付钱或离开。而这正与医疗服务情景相反。如果你突然出现了胸部挤压性疼痛，救护车会把你送到一家正规医院。20min 后你则会身处一个诊室中，一个心脏病专家告诉你，你需要在动脉中置入 3 个金属支架来为心脏供血。你还会试图就支架的价格进行谈判，讨论涂层或非涂层支架的优点，并要求提供一些宣传册，以便你能把它们带走吗？在置入支架之前，你还要对各制造商所能提供的东西进行比较吗？

在许多情况下，医疗服务客户的选择是有限的。作为医疗服务的从业者，我们往往是医疗服务的垄断供应商。我们很容易以为我们知道患者需要什么。事实上，我们中的一些人对患者的态度并不友好，理由是"我了解我的工作，知道如何让我的患者病情好转。那么我对患者的态度不好又能怎样？"医生喜怒无常的天才形象经常出现在电视节目中。但是，在受卫生系统监管的现实世界里，有能力、优质、专业地完成工作，这无疑是最基本的前提。能力并不是一种美德，而是一种合法的客户期望。至少在我看来，不能将能力作为不良举止的借口。

这是一个简单的思维实验，我已经对数百名医疗工作者进行过这项实验。当我们研究价值和医疗服务中的关系时，我问他们："购物的时候你会看中什么？"大部分的回答是这样的：①舒适的环境；②快捷的服务；③信息明确；④有礼貌的接待；⑤选择权；⑥有用的产品；⑦物有所值。

然后我问："如果作为患者去医院或医疗服务机构看中什么？"大多数情况下，答案是：①舒适的环境；②快捷的服务；③信息明确；④有礼貌的接待；⑤选择权；⑥有用的产品；⑦物有所值。

客户想得到的医疗服务并没有什么特别之处，这正如我们希望从服务供应商那里想要获得的一样。唯一能将医疗服务从业者与患者区分开来的就是时间。在我们生命中的某个时候，我们都将成为患者。还有一项重要的补充：计划。

我住在南澳大利亚，南澳大利亚政府会定期对患者进行调查，向当地医院最近接受过治疗的大量患者征求接受治疗的意见。其中出现频率最高的意见是计划的重要性。患者非常担心他们的治疗计划。在调查反馈中，患者明确表示希望医护人员制订治疗计划并与他们进行讨论。但他们更担心的是能否与医疗服务提供者互相讨论这一计划。另一方面，在健康服务体系工作的医务工作者都知道，这些让医生、护士、理疗医师、药剂师和其他所有相关人员在一起共同制订和更新的专业的治疗计划，结果这一计划是否执行却完全取决于患者，那会是多么令人沮丧。而且，往往真实情况是：患者已虚弱得无法照顾自己，也没有家属或朋友可以跟进治疗计划，并给予提醒。

2．价值、中间过程和直接客户　当我为医疗服务从业者召开流程再造研讨会时，我向每位与会者提出的有关价值的问题如下。

（1）你个人提供了什么？

（2）谁会使用你提供的产品？

（3）用户看中的是什么？

唯一能回答"更好的服务"的从业者是那些为患者提供面对面服务的人员，而这只与他们实际直接提供服务的时长有关。对于其他人来说，这个练习就是思考你在中间过程真正创造了什么，以及你在过程中扮演着什么样的角色，找出你的客户是谁，并问"你知道客户看中什么吗？"

如果医疗服务管理者开始思考"我管理的人看中我的管理价值在哪里"，那么他已经摆脱了"指挥与控制"的视角。如果把你所管理的人看作是客户，你就不能简单地只告诉他们该做什么。每个服务提供商都知道，仅仅告诉客户需要购买什么是有很大风险的。在进行销售时告诉客户买什么，这很有可能让客户转身离开。作为特定产品或服务的制造者，你需要知道你所做的是有用的还是对客户有价值的。在再造过程中，我们强烈反对想当然。要想知道你的客户看中你什么，唯一方法的就是直接问他们。

（二）原则2：确定每个产品系列的价值流

价值流是依据需求被设计、生产和交付的过程，而这一系列产品在原材料转化为最终产品的过程中经相关操作环节传递。将过程分组到价值流中是一种对事物的生产方式和生产结果进行评估的方法。

我生活在有三个兄弟的家庭中。我们的身高从 5 英尺 10 英寸到 6 英尺 1 英寸不等；我们的头发颜色不同，长相各有特点；我们都买同样腰围但是长度不同的裤子。家庭成员可能看起来很不同，但仍然有许多共同之处。因此，在价值流中产生价值的任务和流程看起来可能完全不同，但它们仍是相关的。

为了把握价值流的含义，相对于医疗服务业，从其他制造业和服务业开始更为容易，因为制造业务及其结果通常更易于被检测。

如今，加油站的销售业务远远超过了汽油本身。在炎热的天气里乘车去加油站，加油站里随处可见装满了软饮料的大型冷藏柜。有各种口味的碳酸饮料，包括可乐、果味饮料和能量饮料；有果汁、含添加剂和不含添加剂的水，以及各种风味的牛奶饮料。

作为消费者，我们感兴趣的是一种饮料不同于其他饮料的味道、质地、颜色、热量、成本和质量，并且制造商为各种饮料的开发投入了大量的研究。但是对于制造商来说，饮料配方确定了，核心问题就在于"罐装还是瓶装""水制品还是奶制品"，这些问题比饮料配方的细节要重要得多。

使用类似的操作很容易制造出各种各样的蒸馏、碳酸、水基的饮料。它们都是含有各种添加剂的水。但是制造、灌注易拉罐和瓶子的机器是完全不同的。将塑料材料送入用于切割和印制铝片的机器将是一场灾难，正如试图将铝片放入制造塑料瓶的机器也是一样的。而水制品饮料制造公司倾向于不生产奶制品，因为水和牛奶所需的供应商、处理方式和存储种类完全不同。制造业的价值流涉及如何将水制品和奶制品饮料放入到不同种类的容器中，而不是生产特定饮料的口味。对于软饮料生产商来说，价值流包括易拉罐、纸制容器和瓶子，而不是芬达、可乐或者冰咖啡。

价值流的概念对医疗服务同样有效，但由于所涉及的操作可能不那么明显或易于遵循，因为价值流并不是不言而喻的。但操作可能是显而易见的。

我曾经和一家为医生提供授权的监管机构的工作人员合作，他们负责批准医生开具受监管的药品。医生可以使用监管药物开展治疗，不过必须获得批准才能继续治疗。但是监管机构对这些要求的确认需要很长时间，以至于许多医生被迫违规继续服务患者。

这并不是懒惰的问题。监管机构的工作人员尽职尽责，但要求授权的需求仍然不断攀升。那么会发生什么？

一天早上，我和监管机构的员工聚在一起，梳理接收请求到授权的流程。所有的请求都是通过传真接收到的，经过确认后，接收的传真放在一个盒子里。盒子满了后，就会放入到中央工作台上的一堆盒子当中。每个人每天都去工作站拿一盒子申请并试图完成这些授权。这当中还得安排人轮流接听咨询电话，因为医生打来电话想知道他们的请求什么时候会获批（通常得不到令人满意的答案）。

工作人员要考虑所涉及药物的监管要求以及使用和滥用管理的具体规定。当然，每种药物的操作都略有不同。但是大约80％的请求都是直接的；有10％涉及少量额外工作，有10％非常复杂，需要花费半天甚至更多的时间解决。

很明显，价值流的方法是有意义的。判断哪些要求是直接的，哪些需要很长时间才能完成，这样的预测可能很简单。在这种情况下，要求可以首先分为"短"（所涉及的操作数量）和"长"（所涉及的操作数量）价值流。一旦需求被分开，细节可以按需考虑。通过类推，一种价值流可以被认为是水制品饮料，另一种是奶制品饮料，每种都需要它们自己的流程顺序。这种情况下，一个顺序会简短而直接（但仍然需要很多技巧才能正确），另一个顺序则冗长而复杂。

在规划之后，员工们尝试了各种各样的方式来组织自己的短时和长时价值流，最终将它们分成一个新申请推荐小组（处理一些短时申请和大部分长时申请），以及一个更新小组（处理几乎全部短时申请但需要具有直觉经验的工作，能够避免潜在的问题）。处理短时工作的团队可以快速有效地回应短期的申请，同时还处理一些突发事件，使新的申请推荐小组可以将时间和空间集中在长期的工作上。当我1年后再遇到这个组织的时候，已经没有盒子了，申请得到了迅速有效的处理。并没有投入额外的资源，也没有新增额外的人员，只是组织得更好了。第20章以后的案例研究提供了一系列将医疗服务行动归为价值流的示例。

◎ 在进程中思考

整个生产过程越复杂，所涉及的不同群体就越难以将自己看作是整体的一部分。如果参与者看不到自己的步骤与下一步的流程衔接，以及协调不良对协作有多大的影响，那么整个过程将很难顺利进行。

在医疗服务中看到从起点到终点的全过程特别困难。医院是许多不同的职能部门一起进行工作的大型组织。可以围绕着使用技能（如医师、外科医生、护士、物理治疗师）分类，或使用特殊设备（如放射学、病理学）进行分类，或使用位置（如病房1、病房2）来分类，或以功能模块（如急诊科、手术室、重症监护）

进行分类。每个人都会努力做好自己的工作。但很难看到你自己团队的边界在哪里（Greenhalgh，2008）。

思考这一切的好办法就是想象一个患者在无形的生产线上穿过这些复杂的结构。在这种情况下，异常或风险的身心状况以不同的方式在不可见的线路上使用不同的程序进行工作。通常情况下，在每个工作站上工作的人很难去花时间考虑他应该怎么做去满足下一站的需求。

当你进入一个工厂时，你可以看到在每个步骤中原材料是如何转化的，例如所生产的是罐头还是瓶子。医疗流程再造之所以困难的一个原因是，当医务人员看电脑、互相交谈、记录或者只是与患者谈话时，不能明确界定他们正在做的工作。需要付出相当大的努力才能使医疗服务的隐性知识工作具有可见性，使每个人都能了解正在做什么、由谁做、在哪里做，以及工作如何直接对终端客户产生影响。当工作变得可见时，可以从浪费中筛选出增值的活动。如何使工作可视化，我们将在后面介绍所开发的具体方法。

（三）原则3：消除浪费并使产品流动以及八种浪费

表4-1中列出了八种浪费。前七种浪费最初是由大野耐一识别，并在 Womack 和 Jones 的《精益思想》（Womack 和 Jones，2003）一书中得到了提炼。

表4-1　八种浪费类型

浪费类型
1. 等待
2. 排队
3. 返工、错误
4. 运输（物体）
5. 运动（人）
6. 流程过度
7. 生产过剩
8. 忽视劳动力的技能和知识

1. 浪费1和2：等待和排队　等待和排队之间的区别不仅仅是文字上的。等

待意味着无秩序的等候。想想药房里塞满了各种各样的药品，不管药品的过期时间是多长，都统统一股脑塞进去。或者想象一个急诊室，许多患者正在医院等待住院病床。急诊部门的工作人员已经确定需要住院的患者，但是每个住院病房都有优先顺序。正在等待的患者并不是按等待时间先后顺序排队的，而是等待专科医生的挑选。

相反，排队则意味着有着某种时间顺序的等候：手术室名单上排队等候手术的患者；正在候诊室里排队等候看病的患者；病房里耐心等待治疗（可能无法看到治疗顺序）的患者。而这样的例子不胜枚举，医院里充满了各种各样的排队。

2．浪费3：返工和错误 返工和错误是医院日常工作的重要组成部分。多年来，我们已经知道在澳大利亚（Wilson等，1995）、新西兰（Davis等，2002）和美国（Brennan等，1991）等国家的医院中至少有10％的患者在住院期间会经历至少一次不良事件。而事实上这个数字可能要大得多。举个简单的例子，想一想医院传染病管理需要花费的时间和精力，以及这种感染对员工和患者所造成的影响。

3．浪费4和5：运输和运动 运输是指物体的移动，运动是指人员、员工或患者的移动。物流和人流是医院中浪费时间和精力的常见来源。

医院会使用很多毛巾，我们的一位同事花了一整天的时间来追踪医院毛巾的"经历"。经历如下：毛巾被打包成一大包从洗衣房出来，拆开后重新包装成适合存储的小包装；然后再包装成适合医院手推车运输的样式；之后再拆开并重新包装，以适应病房储藏室的存储空间；在分发到患者床边之前再进行最后一次重新包装。

物流和人流：许多医院都有"接收制度"，临床团队被分成小组在24h内轮流值班。大部分急症患者会在当天接收住院。一般情况下，本科病房里没有足够的床位可以提供给需要住院的患者，所以患者会被安置在医院的其他借用病房里。早晨上班后，接收团队开始了他们的"狩猎"之旅，在医院中走动，找到他们的患者、患者的病历、熟悉患者的护士、之前的检查结果和X线片等。在接下来的几天里，会与移动的患者一起度过漫长的时间，把他们转回所属团队的病房中。而这些流动并未对患者的服务起到任何增值作用。

4．浪费6和7：流程过度和生产过剩 流程过度容易与生产过剩发生混淆。在工业中，流程过度是所做的工作超出了其产生的价值。举一个明显的例子，手机里的应用程序具有软件的功能，但使用起来却很麻烦，因此它们是降低而非提升了客户价值。

医疗服务中流程过度的明显例子是，患者从A医院转到B医院，B医院的工作人员重新进行了 A 医院已经完成的所有血液检查和 X 线检查，因为他们不相信其他人能够正确地进行检查。当这成为一种常规做法时，会延误服务并浪费资源。

在精益思想中，过度生产意味着在需要之前做事。在 Ohno 看来过度生产是最为浪费的。过度生产意味着在需要之前就制造产品，然后在存储区域进行存储并运输到主要装配线。这浪费了可以更好地应用于增值工作的时间、精力和资源。

医疗服务的过度生产可以从两个方面考虑。当医生因他们所进行的各部分工作而获得报酬时，这可能会鼓励他们在临床上在不必要的情况下实施侵入性检查或手术。膝关节镜检查一直被认为是诊断突发性膝关节疼痛的最佳方法，但真的是这样吗？Dartmouth 医疗图册是一个长期的项目，记录了在美国各地手术或医疗服务频率的巨大差异（Goodney 等，2014）。许多差异都是过度生产的好例子。

从机构层面上来看，在急诊科流程再造过程中发生了一个有趣的例子。从表面上看来，患者延迟入院的一个常见原因是等待胸部 X 线检查。这看起来很奇怪，因为胸部 X 线片是可以快速检测的。随后我们会发现，几乎每个即将入院的急诊患者在被转移到住院病房之前都进行了胸部 X 线检查，无论患者是否明显需要在该时间点进行胸部 X 线检查。为什么不等到患者入院之后，在病房里组织进行 X 线检查呢？事实证明，X 线部门有一项对急诊科患者的优先政策。因此，等待进行胸部 X 线检查的患者，必须要等到急诊入院患者先完成 X 线检查后才能检查。为什么？因为急诊科的患者占用了所有可用的 X 线检查机器。

为什么会这样？因为病房的医生认为为了安全起见，最好是要求患者在急诊室的时候就进行胸部 X 线检查。这种方法虽然让患者得到了优先，但造成了人为的需求，占用了所有的可用生产力。过度生产最终导致了供应受限。

5. 浪费 8：忽视技能和特长　忽视劳动力的技能和特长在医疗系统中是很常见的。医疗服务管理者在解决问题技能的基础上提升自己。管理者们会将自身看作是解决方案的提供者，而不是利用从事这项工作人员的专业知识来找出最佳的解决方案。多年来，我们对基层员工的创造力越来越印象深刻。作为流程再造者，我们从不担心会不知道如何来解决问题。我们相信，一旦流程再造中所有参与者对工作的完成情况都有了深刻而共同的理解，就会产生改进工作流程的创造性解决方案。重要的是让这种创造力能够被"听见"。

6. 流动　使产品进行流动，"流动"的概念是价值流概念的自然延伸。流动就是要使患者流程尽可能迅速、有效地在价值流中逐步进行。在工作中，流动就是良好的协调；流动是计划，大家都知道这一点，并努力为之工作；流动就是让使用你所制造出产品的人在正确的时间，以正确的方式并在第一时间得到他所需获得的东西。

（四）原则 4：拉动

"拉动"的概念是大野耐一生产战略中本质的概念，后一步流程从上一步流程中获得产品，是在需要的时刻拿到，而不是将它作为早期完成的步骤。

医疗服务中充满了"推动"，急诊科会推动住院部对患者进行复查，尽快接走患者。当发生延误时，急诊科的工作人员会打电话进行追问、请求、推进，以便患者尽快得到复查和转科。有一个令人难堪的例子，一位老年女性患者在急诊室等了好几小时，她曾长期患有心脏疾病和呼吸困难，最近发生了跌倒。急诊科的一名医务人员写道：

"与心内科住院医师电话讨论患者病情，该住院医师认为患者的跌倒不是由于心脏问题引起的，请呼吸科会诊；呼吸科电话会诊，拒绝现场查看，认为跌倒问题不在于呼吸方面，应请神经内科会诊；神经内科会诊无法查看，跌倒应该是长期药物治疗的结果，而不是神经内科原发疾病；打电话给全科医师，全科医生将负责复查，谢谢。"

专科医生都试图避免接收具有复杂医疗问题的女患者来自己的专科就诊。为了避免这种情况，许多医院将床位管理的责任交给中央床位管理人员，由其来决定患者床位的安排。随着有效性的增强，床位管理人员可以为患者安排任何的可用床位。正如一名夜班床位管理人员所说的："在夜间 11：00，床就是床。我只想知道患者的性别以及他是否需要一间病房"。在许多医院中，20%～30%的患者不在自己的病区里，这就造成了所涉及的移动和运输浪费。

在医疗服务中，"拉动"是指具有特殊专科技能的团队，前往急诊室和其他病区将他们的患者安排到空床上，后期流程中的住院部到前期流程中的急诊科去接收对症的患者。这听起来不可能？但这是可以做到的，Flinders 医学中心的"病房拉动"计划将所有患者中约 20%的异常值比率降低至不到 5%，这一比率在近几年内都保持稳定。

（五）原则 5：持续改善，臻于完美

努力使医院为患者和员工做得更好，应该没人会担心他们有一天会失业。因为看似令人绝望的事实是，医疗服务的流程改善永远都不会完结。当你从目前的

状态提高到改善后的状态时，改善后的状态只是下一步改善前的一个平台。医疗服务过于复杂并且技术进步太快，永远都不会达到完美。

（王晋豫　译，冯　岚　校）

Part 5   医疗服务不是制造业

研究制造业对于医疗服务的精益进程来说非常重要。但医疗服务并不是制造业，医疗服务对精益思想和其他相关的方法进行了探索，其价值变得清晰，但也存在明显的局限性。

一、订单不同：客户和原材料

精益思想越来越多地从制造业向服务业转移。在制造业和大部分的服务行业中，是由客户下订单，它可能是商店里的一辆汽车、一个面包、一份银行贷款或一张保险单。由服务提供商使用相关的原材料将所选定的汽车、面包，所寻求的个人贷款或商定的保险单组装在一起，并交付给客户。产品和客户之间有明确的区别，精益思想有助于简化生产流程，并使产品能够在更快、更可预测的情况下交付给客户。在医疗服务中，客户就是"原材料"。

患者作为客户，将他们的担忧带到医疗服务系统中。作为会引发担忧的（潜在）异常或风险身心状况的原材料存在于患者的身体或思想中。医疗系统整合资源会将作为原材料的身体或精神状态转化为有价值的健康结果。这些结果可能包括扭转、减缓或停止紊乱的进展、照护和安慰。无论结果如何，起作用的原材料都不会离开患者。所以患者也是一种原材料。

这会产生一系列影响。在制造业和大多数服务行业中，客户对最终所获得的产品可能满意也可能不满意。当矿物被开采、熔炼、精炼、变成金属片、并交付给汽车制造商时，新汽车的主人并不在场。一辆新车的拥有者并不会感受到高炉的热量或冲压机的压力。相比之下，患者是亲临现场的人，在其原材料转化的每个阶段都会进行观察和体验，除了一些患者会在手术期间发生短暂的遗忘。对于想要新车、保险索赔或银行贷款的客户来说，最终产品以及这一产品在申请和获得的服务质量才是重中之重。对于患者来说，"制造或改造"实际过程的体验可能与最终结果本身一样重要。患者体验是生产和交付过程中的服务体验，其重要性不容忽视。

作为医疗服务人员，当我们自己成为患者时才会有这种体验。一般来说，获取这些信息的唯一途径是询问相关人员，并利用他们的故事来改善我们的服务。

二、恶化的结果不同

并不仅仅是患者体验本身使得医疗服务与制造业或其他服务业区别开来。在许多大型制造业中，原材料和零部件都来自不同的地区甚至不同的国家，材料是相对稳定的，它们被通过陆路、海路或空中运输过来。

但患者的身心状态并不是稳定的，他们反复无常并易于改变。作为患者，在等待转化过程中我们需要被监测、观察和沟通。在医院里，我们需要洗漱、进食，需要浴室和洗手间，以及服务和安慰。随着现代医疗服务的发展，我们中的许多人会重新恢复丧失的功能。但是，疾病越严重，恶化的危险越大，对我们的健康和疾病进程进行监测的需求就越大。

三、流程再造中"流动"的双重视角

流动的重要性已经在前面的章节中讨论过了。医疗服务中的流动模式与制造业和其他服务行业中常见的有所不同。亨利·福特最大的贡献是将工作通过生产线交到流水线旁边的工人面前。大规模生产和手工艺工作与绝大多数制造业和服务业的差别仍然是常态。原料通过相关的机器从一个工作站转运到另一个工作站。但在医疗服务中却并非如此。一旦患者入院并住进病房，他们很少会更换病房。一般来说，"机器"（指医生、护士、理疗师、社工以及其他相关学科的负责人）会来到患者身边，而不是患者去"机器"那里。当然，不能移动的大型 X 线机或手术室是例外。但是在医院里，服务的基础是人与人之间的接触，医疗工作者通常会移动到患者身边。这是医疗服务和制造业的基本区别之一。

但是，情况会变得更加复杂，我最需要进行描述的是一种"流程再造中'流动'的双重视角"。医疗服务工作中有一些方面与制造业相似，在某种程度上解决了技术问题——"是什么导致了身体或精神状态的紊乱，怎样才能纠正这种干扰？"——原材料从知识"机器"到知识"机器"：患者从医生到医生，从护士到护士，以及医疗专业人员、患者和服务人员之间的向后和向前移动。如果在科室之间没有互相沟通或未与患者进行沟通的情况下形成治疗计划，并在各专科之间传递逐步完成，最终组合成可实施的治疗计划是挑战极大的。实际情况是，每个医疗服务工作者都有参加非正式或正式会诊的经验，在这些会议上通常将病历资料集中在一起，讨论并商定治疗计划。与会者可能来自不同的区域，问题的复核或许是通过电话或互联网进行。跨越时差的传递已经很普遍，澳大利亚的放射科医师夜间在线查阅美国诊所里拍摄的 X 线片并发报告的情况已并不罕见。

为了满足患者的个体需求，必然需要与患者发生联系，需要在患者所处地点和时间为其提供所需的服务。将生物医学知识和医疗服务结合起来是医疗流程再造中"流动"的双重视角的一部分。

四、医疗服务的复杂性

医疗服务非常复杂。拥有繁忙急诊科的现代综合医院是所有人类机构中最复杂的一个。多年前，澳大利亚开发了一套语言系统，使医院复杂的工作变得更加可控。临床诊断相关分组 (Diagnostic-Related Group，DRG) 系统将构成当代生物医学的数千个特定临床诊断分成大约 1000 个具有临床意义的小组，各小组的服务过程需要类似的资源（至少在成本方面）。希望通过临床诊断相关小组（DRG）系统帮助一家全年无休高速运转且高达一半的病例没有事先预警，次要条件令临床主要问题更加复杂化的综合医院解决问题。

从制造业角度考虑这一点，就像是要求汽车零售商从上千种不同的车型中提供任意一款，这些车是由成千上万种基本零配件组成，由几千条选项目录中的选项组合而成（从座椅套到各种不同的车型发动机配置）。至少有一半的汽车必须在一年 365 天、每天 24 小时中，在没有通知的情况下供货并交付。

◎ 适应性问题

一般来说，医疗服务和医院尤为复杂。目前的趋势是将医院描述得非常复杂，将其定义为复杂的适应系统（Plsek 和 Greenhalg，2001）。复杂适应系统的概念严重依赖于混沌理论和复杂性科学的最新进展。它会受到数学概念的影响，如相空间、奇异吸引子、连续交互作用下简单变量递推迭代初始条件的敏感性及凸显属性。医院有些区域的患者流动在技术上变得混乱，这不仅仅是口头说说而已。在日常的流程再造中，我们的经验是，相对简单的思维方式已经足够了，我们特别关心复杂系统所需要的调度和协调，这些部分必须共同运转，才能起到整体超过所有部分总和的作用。但是适应性的概念明显与医疗服务有关，因为医疗服务机构和许多其他复杂的社会和技术系统一样，面临着两类问题。

1. 存在已知解决方案的技术性问题　任务是让专家解决问题，并支持专家对现有解决方案的部署。

2. 不存在预先解决方案的适应性问题　在这里，专家需要系统地面对新的问题，必须通过学习、实验和适应解决问题。

表5-1提供了适应性问题和技术性问题之间的简单对比，列举了Heifitz（1994）的工作，以及Demos（Bentley和Wilsdon，2003）、英国智库所发表的著作。

当我与医疗服务从业者进行研讨时，我总是会询问他们在工作中所面临的重大挑战。当然，挑战是适应性而非技术性的。与许多知识一样，适应性问题需要学习，工作挑战不能通过命令和控制方法或"推出解决方案"来解决。

表5-1　适应性问题和技术性问题

适应性问题	技术性问题
无法使用现有的解决方案来解决	已存在的解决方案和专家
已有的专业知识解决这项工作成为一种限制	专家是资源
需要学习/创新	需要运用知识
需要授权和许可	需要权威和授权
总是需要更改程序	需要或不需要更改程序
未来是不确定的	未来是可以预测的
不确定要花费多少时间	时间范围是可以预测的
需要程序	通过项目提供解决方案
需要导师/协作者	需要项目实施
需要在做中尝试和学习	需要专家的意见
允许失败和从失败中学习	不为专家的失误埋单

（杜　今　译，冯　岚　校）

Part 6　知识型工作

19 世纪至 20 世纪初，许多先进的经济体，经营方式逐步从小规模的手工艺向大规模的制造业转变。到了 21 世纪，生产型经济开始向知识型服务产业过渡。

医疗服务特别具有挑战性，这是一个以知识为基础的行业，从手工业到大规模生产的转变在这个行业从未发生过。工业革命时期，由于精密机械造成的技术人员技术的丧失并未发生。或许未来某一天会发生，但就目前来看，随着医疗服务技术的复杂程度越高，工作人员掌握技能和知识的重要性不断上升，而非不断下降。就在我写这篇文章的时候，发生了汽车自动驾驶中的第一起死亡事件，很明显，在一段时间内，人的因素仍将是汽车驾驶中不可或缺的重要组成部分。通过学习来获得医疗服务的治疗权利肯定比学习驾驶需要更长的时间。

是的，医疗培训不断在进步。我的父亲就是一名家庭医生。在 20 世纪 30 年代，他从伦敦药剂师协会获得了执业许可。父亲需要赚钱养家，相比其他获得行医资格的途径，这个途径更为便宜，于是他参加了 LMSSA 考试。药剂师协会是一个古老的手工业技能行业协会，由英格兰和苏格兰的国王 James 一世（1603—1622）授予执业医师资格。直至 20 世纪 80 年代，该协会仍在英国发放行医执照。现在，通常由大学来提供基本行医资格而不是协会，获得这一行医资格帮助父亲迅速成为伦敦市的自由人（他并没有从这项特权中有所受益）。但是，如果一名大学毕业的医生想成为一名专科医生，他必须花费数年的时间参加进一步培训，而那些培训仍由手工业组织所管辖，在那里新生会成为手工艺技术人员（也称为顾问或专家）的学徒，其成员都可以获得学徒训练计划，通过专业培训所需的考试。对于医疗从业者来说，手工业协会谨慎地维护自己的权利和特权的作法并不唯一。在所有医疗服务领域，包括护理和健康保健领域都可以找到这样的组织。

在医院和卫生服务机构内部，在控制权上手工业组织与管理者之间会存在一定的冲突。但是专业岗位的招聘和医疗机构的日常管理仍然是由各种手工业组织所控制。这不太可能改变，是好是坏将取决于你的观点。但是使用精益思想进行医疗流程再造是一个事实。

流程再造方法基于以手工艺技能为基础的服务会存在并将继续存在，而基于技能的技术对于安全实践至关重要。它并没有假设医疗服务工作人员类似于短期培训的制造手工艺工作者，也不认为艾尔弗雷德·斯隆所开发的方法会很容易被运用到医疗服务中。

这并不意味着没有什么可以从现代管理技术中借鉴的。事实并非如此，从已故的现代管理理论与实践大师彼得·德鲁克那里有许多值得学习和借鉴的地方，他在书中描述了"知识型工作"和"知识型工作经济"（Drucker，1999），其他知识型工作服务行业和医疗保健之间的专业知识转移可能是双向的。

一、知识型工作的本质

知识型工作者的工作是将他的专业技能知识应用于原始资料上并创造价值。在操作上，很难界定知识型工作的界限，因为所涉及的知识既包括明确的、形式化的知识，又包含通过经验所获得的隐性知识，这些知识难以记录下来，也难以正式描述。知识型工作者特征的定义比知识型工作界限的定义要容易得多。

表 6-1 将知识型工作（和知识型工作者）与制造业工作（为了方便起见，在这里描述为体力工作）进行了最基本的对比。表 6-1 借鉴了德鲁克（2008）的观点。它显然对体力工作进行了夸张的描述，这并不是低估体力工作，而是要突出知识型工作的特点。

表中所列出的是知识型员工的一般特征，可直接用于医疗服务。广泛应用知识型工作是十分重要的。知识型工作不只适用于医疗服务中确定性专业（医生、护士等）的工作。医疗服务中的文职、行政和"蓝领"工作人员同样需要精湛的技艺，他们为自己的工作带来了高水平的隐性知识和难得的专业知识。

二、被监督但不是从属关系

知识型工作是专业性的。知识型工作者对组织中大多数其他人的专业知识领域知之有限。知识型工作者可能会有一个主管，但是他并不会像手工或流水线上的工作人员一样受到监督。知识型工作者的同事或合作者从来不是简单的下属。体力劳动者的主管可以告诉工人什么时候该做什么，该怎么做。而在知识型员工的专业知识领域，其直属负责人仅仅简单地告诉知识型员工该做什么或如何去做是无法走得很远的。在医院中,个体患者的复杂性以及主要和次要条件综合在一起,意味着在其执医范围内工作的专家必须能够做出自主临床决策。谈到知识型工作者对特定患者的作用,需要进行交谈的是知识型工作者,而不是直线管理者(除非直线管理者是实习者的监督顾问)。在各种特定情况下,可能会有多种因素限制,但作为患者,我们希望照顾我们的人能够试着考虑我们的特殊问题和个人需求。与此同时,知识型工作者必须对他所告知的内容负责。

表6-1　知识与体力劳动

知识型工作和工作人员	体力工作和工作人员
知识型工作人员对工作进行计划	工作对工人进行计划
知识型工作人员向机器发出指令	机器指挥工人
复杂的机器是知识型工作的工具	复杂的机器降低工人技能并取代工人
知识就是生产。为知识型工作人员所拥有	雇主拥有生产资料
知识型工作者是组织人力成本	体力工作者是组织的人工成本
自主性是有效知识型工作所必需的	体力工作者是主管的下属
知识型工作者是高度专业化的	体力工作者是同性质工作组的成员
独立性、移动性	依赖雇主、有限的流动性
知识型工作者定义工作任务	系统定义体力工作者任务
知识型工作者产生系统生产力	系统使体力工作者进行生产

三、知识型工作者拥有自己的知识技能

医疗服务等以知识为基础的行业所面临的更大问题在于,知识属于知识型工作者的个人资本。或许有一天,一位具有高级职称的知识型工作者因不满意现状转身离去,投奔到更能吸引他的雇主那里,与他们一起共事。

几年前,我对澳大利亚的一起劳资纠纷感兴趣,当时的州政府(负责管理州内的公立医院)在薪酬和待遇方面发生了争议,希望利用行业立法来防止专业医生集体离职。当面对那些有组织的递交了辞职信并提交了澳大利亚其他地区待遇优厚聘书的医生时,政府过于高估了自己的手段。州政府试图夸口说他们可以在没有医务人员参与的情况下管理,但是当医生对他们产生明显威胁的时候,政府

在最后一刻放弃了。解决争端是一件非常昂贵的事情。

四、机器可以扩展知识型工作，但无法取代它

知识型工作者可能会需要昂贵的机器，如电脑、CAT 扫描仪或自动分析仪。但是，没有知识型工作者的知识，这些机器的作用是有限的或毫无价值的。它们是知识型工作者所使用的工具，但它们并不能取代知识型工作者，而是对知识型工作者予以支持。这与工业生产完全不同，工业中昂贵的机器会消除技能或取代工艺技能。

举一个极端的例子：许多制造业广泛使用工业机器人。通过对机器人编程来执行特定的任务（如点焊），并可以达到高度的准确性。机器所从事的是以前制造业工人的工作。在医疗服务中，某些机器被当作手术机器人，目前它们是外科医生的工具，它们扩展了外科医生在术中难以进入身体某些部位进行操作时的手术技能。机器仍然是由外科医生控制，在使用机器前需要进行大量的培训。机器人是外科手术的辅助，而不是外科医生的替代。外科医生在血迹斑斑的情况下，凭想象力进行手术是非常困难，甚至是不可能的。但当某些程序由手术机器人来完成时，这一天就会到来。但在未来一段时间，人仍然占据主导地位。

五、设计和再造

生产工人完全在生产工程师设计好的环境中工作，工程师预设好生产线来提示工人工作。当底盘与车轮一起到达时，会提示生产线工作人员将轮子安装在底盘上。对于生产工人和生产工作的设计者来说，问题是"体力劳动者应该如何最好地完成工作"以及"怎样设计工作才可以让工作更容易地出色完成"？因此，如果标准工作只是按规定完成，体力工作者不会对结果的质量负责。但是在提高工作标准上，体力工作者是可以发挥关键作用的。

对于知识型工作者来说，只有他自己最清楚任务是什么。在从事知识型医疗服务工作的情况下，只有通过知识型工作者与患者的沟通，才能最终确定需要做什么。在当前的工作条件下，只有知识型工作者能够确定必须要做的事情，以及做事情的方式。只有知识型工作者才能全面提高知识型工作过程的各个方面。因此，知识型员工必须承担起提高成果质量的责任。

2002 年，我们的第一次精益思想尝试进展顺利。医院董事会非常满意我们在急诊科所做的危机处理。董事会决定在短时间内提供资金支持精益团队工作。我们得到充裕的人手参与其中并获得了行政的支持。当时没有经费支持我们聘请外部顾问。也没有其他组织比我们对精益医疗理解得更多，因此我们也知足了。

我们讨论如何定义我们所做的项目。最终，我们把它称为：流程再造。"设计"可以作为动词使用：去设计、计划、决定和打算。它也可以当作名词使用：一个设计、一项要完成的工作、一个以终为始的方案。

流程再造总结了我们想要做的事情，不强加预先设定的计划，而是要帮助从业者找到一种更好的方式加入到现有的方法中（生物医学技能、知识和经验），帮助患者身心的异常或风险状况得到改善并转化为有价值的健康结果。

医疗服务是知识密集型工作。对再造的研究越深入，我们就越明白，医疗机构中几乎每个人都是知识型员工，这就是为什么要重视全体员工技能和专业知识的积累，而不仅仅是专家的认可。

医疗流程再造不是对知识型工作者具体工作实践的干预。我们中 99％ 的人都希望能够出色地完成工作以满足患者和我们良知的需求，再造的任务就是确保这一目标成为可能。

（杜　今　译，冯　岚　校）

Part 7　医疗再造：授权、许可、组队和管理

　　流程再造的最终结果不应只是一个方案，而应是真正落地的行为的改变。让那些从事原有工作的人们工作得更迅速、更有效、更体现患者的诉求。

　　作为再造的设计者，我们并不参与业务问题的解决，我们的目标是改变人们提供服务和增加患者价值体验的方式。再造是为了促进，而不是指挥和控制。项目完全从实际出发。如果再造项目一味地强迫工作人员改变方式去工作，那么它就不会成功。

　　也许作为再造者，我们可以借助人格魅力去要求他们遵循我们所设计的方案，但站在护士、医生或医疗领域任何一个学科的角度，如果他们不确信可以做到，无论我们多努力，工作也不会有实质性改变。医务人员非常善于消极抵抗，如果他们不想做什么事，他们不一定公开拒绝，但可以通过特殊方式使它无法实现。作为一名再造者，我非常了解这一点，作为一名经验丰富的医务人员，我自己也是这样做的。我会在口头上说要改变，直到项目资金用尽、整个事件过去或者提议者已经转到另一项工作上。

　　当开始再造工作时，我们会本能地使阻力最小化。通过不同的方式，确保实际工作的人有自主的改变现状的想法和策略。但是当流程再造产生实际影响时，这种影响更倾向于来自外部的感知，有时会有间接影响，也会伴随着间接损害的风险。

　　在我和同事 Sue O'Neill 组织的培训研讨会上，我们发现了如何去描述需要完成工作的方法。不要将授权与许可进行混淆。医院和医疗服务机构是个严谨的地方。人们需要对所发生的事情负责。我们意识到当事情出错时，最终承担责任的人必须对每一项相关的再造工作进行授权，即使他们不需要承担个人责任（当事情进展顺利时他们也会获得一些信誉分）。但是，在流程再造过程中获得每一位参与其中的员工的许可也同样重要。

　　拥有来自高层管理者的授权，得以进入急诊科并梳理其问题，这与获得数十位技术娴熟的医生和护士的许可并对他们的工作方法进行检查和改进，是不一样的。授权和许可都不能被视为理所当然，两者都必须逐步建立起来。

一、授权

医疗服务的决策关乎生命。在"客户"是最弱势群体的机构中，必须要有问责机制。因此，医疗机构的组织结构需要建立具有明确职责和管控体系的层级管理体系。再造项目必须在这种层级体系中工作。不管带来什么不便，它们都是机构生存的必要组成部分，需要理解并共事。成功的流程再造人员需要对正式的组织结构和非正式组织形式的影响都有一个良好的理解。

实施流程再造还需要理解每一层级管理所管控的范围。我可以用精益思想的原则重新设计我自己的办公室，而不需要征求他人的意见，我的办公室在我管控范围内。如果心脏科专家们想将他们团队的工作方式进行再造呢？如果变化不会对其他科室产生影响，流程再造就在他们自己的控制范围内，那么就可以授权心脏科的主管来决策。如果心脏科所提议的流程再造需要急诊科、重症监护室和全科医生也改变他们的工作方式，那么流程再造的决策就不是心脏科专家所能决定的了。如果心脏科的主管试图要求他的同事去改变，那么不管这个计划有多明智，他都可能受到各种抵制。唯一能够对一个跨部门项目进行控制范围授权的人应该是这家机构更高层级的管理人员。

与临床医生相比，医疗机构的高层管理人员很少会做出不理智的决策，毕竟他们管理着区域内的一些大规模机构。他们所从事的工作相对复杂。为了给患者提供最好的服务，他们必须平衡各学科的合理诉求，从而使整个机构（包括所有其他对额外资源有合理要求的组织）达到平衡。高层管理人员还必须考虑医院外部复杂的资金和政治环境，同时尽可能地保护医疗服务人员免受外部环境的干扰。

高层管理者不希望意外发生。如果高层管理者首先听到的反馈是一位愤怒的临床医生冲进他的办公室，质问"是谁在我分管部门改变了流程，这帮人只会把事情搞砸"，那么再造项目就很难推行。任何想达到目的的再造计划都需要有适当的授权，如果最终出现严重偏差，授权人需要对最终结果负责。不能把授权当成一件理所当然的事情，同时结构化的层级管理在流程再造中也应给予充分考虑。

二、许可

许可概念的核心是医疗服务工作者能够将他们开展工作的方式与其他人分享。知识可以分为公开的，通过讲座、研讨会、书籍以及互联网可获得的知识，也包含经验性的隐性知识。将书本上的知识通过大量的实践转换为经验，而这些所积累的经验是医疗工作人员的首要资源。

每个人都为自己所拥有的经验和专业知识而自豪。然而，我们对彼此所拥有的独特能力了解多少呢？从 Flinders 医学中心急诊科的第一次筹划会议中，我们可以清楚地看到，很少有人清楚地了解其他团体和学科的人员是如何工作的。医生对行政人员，对护理人员的工作也知之甚少。

只有在流程分析和再造的整体氛围和背景下，工作人员被允许，并乐于与他人分享他们的工作方式，愿意去尝试和理解新的流程，流程再造才有可能实现。

我们应该允许知识工作者去分享：每个流程步骤是如何完成的？工作是如何分派给工作人员的？将会以什么形式进行？口头的、书面的、数字的、直接来自患者的、明确的还是混乱的？接下来的工作是什么？当工作完成时，无论这个客户是其他医护人员还是患者，工作人员如何将已完成工作转交给客户？

来自不同层次或是来自于权威领域的人之间需要彼此尊重，能够自由地交换意见。在医疗流程的再造中，我们假设人们了解自己的工作。知道如何运用自己所掌握的知识去工作，如果要进行流程再造，那么知识工作者需要分享他们如何去做。不是政策要求他们应该怎样做，而是他们实际上如何做的。不是"应该做"，而是"已经做"。在第 12 章中，我将介绍一些使共享成为可能的具体方法，从而建立授权和许可。

三、组建再造团队

要停止大医院的正常运营来再造流程是无法想象的。要求一线医护人员在继续提供服务的同时进行流程再造也是非常困难的。一个角色面临着为另一个角色做出牺牲。如果可能的话，医疗流程再造工作最好的办法是创建一个小团队与一线员工一起工作，作为再造计划的一部分，作为支持团队，它的管理架构需要精心设计。

再造团队的理想构成是什么？谁应该成为再造者？他在团队中的角色是什么？再造者应该是医护人员，还是制造业和服务业的专家？

这方面尚无科学研究，只有经验。当然工程师可能对医疗服务有所了解，并且我们知道有一些人为了医疗流程再造做出了巨大的贡献。但工程和医疗服务的文化差异很大，所以做起来非常困难。工程是精确的，桥梁并不会回应和争辩。

再造团队应主要由医护人员组成，他们了解医院和医疗服务的工作方式，并且他们自身具有流程再造的技能。这并不容易去适应，因为新的团队成员必须思想开放并且乐于学习。从专家变为教师和促进者可能很难，但这是一个必须进行的转变。

如果流程再造是一项全新的活动（至少我是这样认为的），而不仅仅是一般的常识，那么医疗服务群体可能需要时间来了解它，并发现其价值。一旦建立，机构内的人将挑出一个再造团队。但有时候再造团队的人需要有点创业精神，并说"这是可以通过再造来解决的问题"。否则，再造团队和他们工作的医疗机构都无法使再造的价值最大化。

一旦再造工作开始，再造团队需要那些在医疗流程再造和改进技术方面有着强大知识储备的成员。拥有熟练技术人员，对再造团队的成功至关重要，但他们是需要培养的；他们不是一上来就对需要知道的一切拥有充足的准备和积累。一旦被培养出来，我们就需要提防他们被其他的经理挖走。

我希望，可以通过这样的书籍，再造团队的线下培训以及无处不在的互联网来培养再造能力。但是，没有什么比在职培训、参与到流程再造设计，以及亲身尝试更好的方法了。

四、 管理

一旦建立了团队，重要的就是管理的问题和实施的路径了。如果一项再造计划需要跨临床和职能部门，并且患者流程贯穿整个机构，那么团队需要向整个组织中在影响范围内的人员汇报。否则，流程再造将无法全方位的系统改善。如果要进行大规模的体系变革，首席执行官或总经理必须成为管理小组的核心成员。如果首席执行官因为太忙选择不参与，或是在答应负责前静观事态的发展，那么我们对再造者的建议就是："要小心。如果没有高层的授权，请不要承担系统性全面改造的责任，否则后果很难堪。"

到目前为止，我们已经讨论了再造者的工作。但是医疗流程再造并不是在办公室设计完成的。其产品不是图纸或模型，流程再造发生在患者与医护人员的真实世界里。再造团队中最重要的成员是那些从事这项工作并且将流程再造变为现实的人们。

有很多不同的方式可以让人们参与到再造的工作中。其中一项策略是进行一系列的改善活动（也被称为"kaizen blitzes"或"快速改善活动"）。

kaizen 在日语中是"改善"的意思，因此，这整个文本是关于 kaizen 或改善。术语"快速改善"或"快速改善活动"通常应用于多日（通常为 5 天）活动，在这一过程中，由所有接触流程的人组成团队来解决问题。此类活动的目的是对新的工作流程达成一致，并决定如何实施，最理想的方式是，在流程再造团队的支持下，预先排练，以便新的流程能够迅速实施，将大量的时间和精力投入到改善工作中。

毫无疑问，快速改善活动都有其存在的意义，通常的经验是随着再造团队经验的丰富，他们学会更有效地使用快速改善活动。在医疗服务部门中，授权让工作人员脱岗 5 天是非常困难的，并且往往需要缩短到更短的时间里。

对于许多需要再造的事件来说，单独事件是没有意义的。再造计划越是雄心勃勃，就越不可能一蹴而就。了解正在发生事情的现状需要花费时间，并且需要时间来研究如何能够最好地进行。首选的策略是与接触流程的工作人员和他们的直接主管建立一个或多个工作组，并且在流程再造的整个周期中与他们一起工作。对于任何规模的项目来说，都需要管理层与主要授权人组成管理小组一起工作。管理小组应该有清晰的定位，根据需要分成不同的工作组。管理小组用于协调工作小组，即知道需要做什么和怎么做的人与正常组织架构中未来被触及工作流程实质性改变的人们之间的关系。

医疗服务者是讲究实际的人。他们会想尽一切办法把事情做得更好。被充分授权和许可再造流程团队与原架构中的管理层密切合作是流程再造所需的关键要素，也是精益思想在医疗流程再造中的体现。有了这个基础，就可以开始进行流程再造工作了。

（赵 旭 译，冯 岚 校）

Part 8 流程再造的良性循环与医疗服务 A3 表

图 8-1 展示了运用精益思想进行医疗流程再造的基本框架。这是一个不断强化和保持的良性循环，每一步都是建立在前一步的基础之上，并且是一个没有终点的持续改善过程。循环的中心是一系列精益思想原则，我们在第 4 章中曾讲述过。这些原则堪比北斗星，是流程再造的操作指南。包括我们在第 7 章中讨论的获得授权和建立许可的概念都围绕着这些原则。

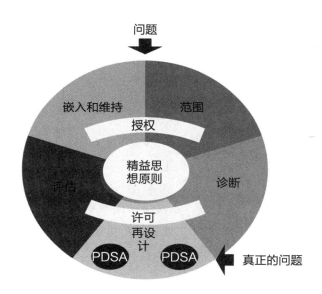

图 8-1 运用精益思想进行医疗流程再造的良性循环

PDSA. plan-do-study-act，即计划 - 执行 - 学习 - 反应

将原则转化为实际的医疗流程再造需要一系列步骤，这些步骤将在后续章节中提及，主要包括以下方面。

1. 识别问题（第 9 章）。

2. 定义范围（第 10 章）。

3. 采取一个详细的诊断流程，以确保当前的工作流程是被充分理解的（第 11

章和第 12 章）。

4．使用诊断的结果来重新检查最初识别的问题是否是真正的问题（第 13～15 章）。

5．循环使用计划－执行－学习－行动的方法来设计并实施相关的服务流程再造（第 16～18 章）。

6．评估再造流程的成果（第 19 章）。

7．找到一种融入和保持收效的方法，使新方法成为"我们做事的方式"（第 19 章）。同时再次启动改善循环，因为每一次改进都为下一轮改进奠定了基础（第 19 章）。

公开服务流程再造的每个阶段是非常重要的。在建立授权或许可时，相关的人员不能不清楚步骤。工作方案需要明确并形成文件，但这件事说起来容易做起来难。

任何花时间试图去变革医疗机构方式的人都会遇到巨大的阻力。某种程度上，医疗机构需要保守。在精益思想领域中有很多关于大野耐一的故事，他的研究在第 3 章中有详细描述。据说丰田工厂附近的一个水库中全是他为试验汽车生产新方法而制造的残次品。这些故事当然是没有根据的。但重要的是，如果医疗再造项目出错，直接影响到的是人而不是物体。管理者必须要谨慎对待创新和变革。他们需要获悉详情并参与其中。但是，当我们在 Flinders 医学中心开始医疗流程再造时，标准管理工具箱中很明显存在一个缺口。

在临床实践的创新和变革的层面，已经有完善的系统用于开发、测试、发布新的治疗和协议，最终提交并获批。事实上，医疗服务中有一个完整的分支称为循证医学。在高层管理中，已经形成了发展、提供资源、实施政策和方案的方式。但是，案例教学和其他基于业务的方法等都是基于这样一个假设，即用已经开发出的解决方案来解决特定的问题。

当所面临的问题令所有人意识到不得不去解决时（"事情不该总是这样"），流程再造最为有效。而且当他们不知道应该是什么样的时候，改变才能真正发生，这一时刻令再造计划有足够的动力去切断围绕着大多数医疗行为和活动的既得利益和假设并开始改变工作方式。

如何能够确保每个人不是短暂地、刻板地执行这个解决方案，而是积极地参与到这件事中呢？需要一个学习和创新的计划，其出发点是需要在对问题深入和共同理解的基础上采取补救行动，但是这种理解并不存在，如果存在的话，问题的后果就不会那么严重了。

　　管理者的头衔通常是一系列的假设，通常由你、管理者和你管理的人来担任这些职务。他们敲门进来，提出问题，然后带着解决办法或是你所同意的行动计划离开。作为一名管理者，你将如何管理一个没人理解问题所在、更不知道答案的项目。医疗服务不能在无政府状态下发展，所以无论问题多么棘手，管理方法都是必要的。

　　我们很幸运，在 Flinders 医学中心的医疗流程再造早期，由 John Shook 引入了A3 表，这是由丰田开发的一个用于问题分析的工具：我们发现了必须做的事情，又不确定该怎么做，但仍需要进行下一步的事情（图 8-2）。这基本上是"扁平化"流程再造循环图。每个文本框都描述了主要的流程步骤以及该步骤中的一些重要元素。

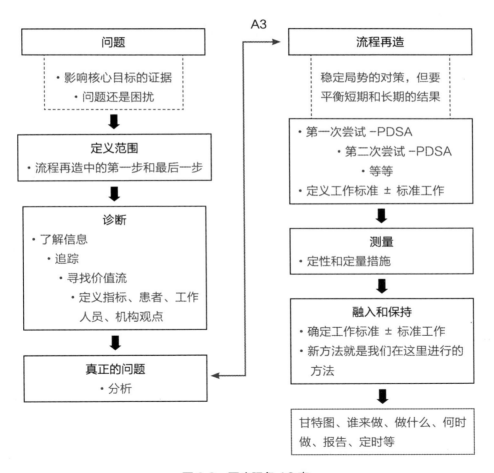

图 8-2　医疗服务 A3 表

根据我的经验，任何人都只会阅读冗长的商业案例文档的第一页摘要。为了避免过度浪费，医疗服务的 A3 表一直都只有一页内容，以一种有序、易于遵循的方式，提供医疗流程再造的步骤。这并不意味着其中任何一个步骤是容易执行的，只是确定了一个明确的遵循顺序。

医疗服务 A3 表是一份工作文书。随着再造项目的进行，其中的文本框逐渐被填满。如果你知道真正的问题所在，那么你就不是在做一个流程再造项目，你正在推出一个预先打包的解决方案，这会浪费从事这项工作的人的技能和专业知识。总的来说，医疗服务 A3 表应该只使用 A4 纸的一面就足够了（因为丰田的版本是手写的，所以需要一张更大的纸——A3 纸）。它是在再造路径的每一步进行沟通和获得授权的工具，因为它清楚地说明了流程再造由什么组成，项目从哪里开始以及实施的方向。

对于再造者来说，最常见的情况是，对管理层说："是的，这是一个问题。如果你知道如何解决这个问题，那就去做吧——那样你就不需要流程再造。如果你不知道该怎么办，请对我和一个再造团队或小组进行授权，尝试使用流程再造来了解发生了什么。"换句话说，再造者寻求并接受管理层授权直到完成医疗服务 A3 表并开始诊断，但这是最基本的。我们可以对授权人说："无论出现什么情况，我们都可以继续下一步。但是我们还不知道会发生什么，所以希望确保在每一步都能得到您的授权。"

我们将在另一本书中讨论医疗服务 A3 表及其许多用途的细节。但在第 19 章结尾，我们会详细探讨 A3 表中的每个元素。

将流程再造程序文档压缩到一张纸上需要清晰的思路。当我需要紧急汇报时会说："对不起这太长了，我没有时间把它缩短。"医疗服务 A3 表是一个无障碍的资源，帮助进行清晰地思考和沟通，可以在再造团队内部以及授权人和许可人员之间进行规划和审阅。使用了软件工程师所偏好的方式，医疗服务 A3 表将流程再造架构可视化，它管理着流程再造的过程。

（赵　旭　译，冯　岚　校）

Part 9　识别问题

医疗流程再造取决于以下三个条件。

1. 识别问题。
2. 识别出的问题对所提供的服务产生了影响。
3. 暂无合适的解决方案。

一、核心目标、问题和困扰

医疗服务组织在所服务的团体中扮演着许多不同的角色，他们为员工提供生活保障和自我价值感。营利性机构可为投资者和股东带来可观的回报，但医疗组织的核心目标是改善患者的身心健康。

前丰田经理、精益改善顾问 David Meier 为我们解析了"真正的问题"与"困扰"的区别：如果有什么影响到了提供服务的核心目标，这就是必须要解决的问题。如果只是导致了组织损失金钱、降低了员工的满意度、增加了管理者的工作难度、甚至威胁到了部长的事业，但没有干扰到提供的服务，那么这只是一个困扰。困扰需要被提出来，而问题必须得到解决。

证明一个问题影响到了所提供的服务需要证据，证据能够评估问题和困扰的紧迫性。

问题陈述应该是开放式的，简洁明了的。陈述时应着手于问题本身，而不是从问题的解决方案开始。例如，"病房没有达到 11∶00 前的患者出院指标"，这个说法本身并不是一个问题，而是对主要问题——急诊科已经人满为患了，提供了一个可能性的解决方案。一个问题的描述应该从问题及证据开始。例如：2016 年英国就是否脱离欧盟举行了公民投票，那么随着竞选活动的进展，离开欧盟将会解决什么问题？经济、文化还是政治问题？

二、问题是什么类型的，从哪里开始的

有证据表明，在全世界范围内，每 16 名患者，甚至每 10 名患者中，至少有 1 名在医院期间曾遭受过不良事件。这些事情非同小可，给患者造成了痛苦、不适、终身残疾，甚至死亡。

这意味着有很多问题需要去解决。从哪儿开始解决呢？是否应该在安全的环境中进行小规模的再造，远离敏感的临床服务？还是应该从问题最严重的地方开始，无论问题发生在哪里？

再造项目的最终成果是行为上的改变，人们以不同的方式进行组织并提供服务。医院和医疗服务有多个利益相关者，他们关注的重点不同，所以他们会以不同的方式看待问题。而再造项目必须为患者的需求服务，同时需要了解医务人员和管理人员的需求，否则，它就无法提供可持续的解决方案。几乎所有的再造项目都需要从三个角度进行考虑：患者、工作人员及医疗机构。

无论是大型服务机构，还是小型联合医疗机构，将各方利益统一的最好方法是解决最紧急的问题，即最糟糕、最亟待解决的问题。

不管什么问题，都必须有一个"事情不能再继续这样下去了"的共识，或者说，"我们需要做些什么了"。当没有合适的解决方案的时候，就是流程再造的机会。

管理者们会说："如果再这样下去，我就失业了"。流程再造并没有让那些真正实施再造方案的人作为项目负责人，因为当流程再造项目的最终负责人是管理者或部长时，总会出现潜在的问题。

三、证据

证据不一定是复杂的统计分析。如果问题足够大，常识就可以做到。证据表明，急诊科人满为患的情况正在影响服务的核心目标，并可能导致了以下问题。

1. 大量投诉。
2. 不良事件。
3. 员工相继辞职，支出增加。
4. 工作时长超过 24h 的员工越来越多。

一些问题的正确描述应如下。

示例（一）

错误的问题描述："药柜不规范。"

正确的问题描述："员工花很多时间寻找东西，去其他地方借用药品或消耗品，他们的时间更应该用于照顾患者。"

证据：员工反馈、药柜现状、对护士日夜轮班的观察。

示例（二）

错误的问题描述："我们需要另一台 CAT 扫描仪。"

正确的问题描述："需要给患者做 CAT 时没有扫描仪可用。"

证据：患者必须住院才能使用 CAT，因为门诊患者不能预约 CAT。每月要求人员加班进行例行扫描的加班费削减了员工提供其他服务的能力。

四、保持最简原则，准备好大吃一惊

我自己的做法是，一旦清楚证明某些问题会影响到核心目标，我常常对所有相关的人说："好的，很明显你们面临一个问题。不要告诉我它是如何开始的，谁对谁做了什么，以及你认为需要做什么。我们会处理所有问题，目前需要达成一致的是如何进行流程再造。"

有时候，一个问题看起来很深奥，但在检验中会逐渐变得清晰。在精益思想和流程再造的课程中，实验室管理人员提出了一个问题：大量的粪便标本容器在实验室中并没有实现应有的功能，样本瓶中没有粪便样本，或者没有足够的粪便来进行实验。重新召回患者进行采样会使他们十分不满，同时也浪费实验室工作人员的时间，并有可能延误重要的诊断结果。

没人理解为什么会这样，直到我们发现，患者使用的是不透明的粪便容器，而接收人员并不会打开这些容器进行查看。直到样本到达实验室之前，都不会有人打开检查的，所以才发生了上述情况。这个问题告诉我们：思考得越多，问题就越不容易出现。

（赵　旭　译，冯　岚　王晋豫　赵新月　校）

Part 10　定义范围

如果一个问题影响到了核心目标，医疗工作者的第一反应往往是：回溯历史。这是怎么发生的？它发生了多久？它是何时开始的？都有谁参与了？

通过回溯历史，可以了解到谁对谁做了什么，这有助于找到解决问题的新方法。它的前提是原始问题的记录是非常到位的。已经发生的事情无法重新来过。作为一名流程再造者，花时间研究谁应该受到指责是毫无意义的。再造者是否理解这个问题并不重要，直接参与患者就诊流程的人则需要从头到尾的理解每一步工作，并根据理解找到解决方案。

一旦出现问题，流程再造者会对项目负责人说："这显然是一个问题，如果我们使用流程再造的方法找到一个可行性解决方案，最重要的并不是花时间来研究潜在的原因或制订下一步的计划,因为最终我们会找出所有的问题。在这个时间点，最重要的是确定工作的范围。"

范围的标准定义是流程再造中第一步和最后一步之间的跨度。范围的定义意味着对流程再造的起点和终点进行定义。起点是开始商定再造工作的第一步，终点是再造工作结束的最后一步。范围与流程再造方法中其他组成部分之间的区别在于范围必须事先定义。接下来所阐述的都是发现的过程。

一、从定义范围开始的好处

从定义范围开始具有许多优点，最重要的一点是，它避免了直接跳到解决方案。

在还没有对当前的情况达成共识时，提出解决方案或许是一个正确的做法，但这就偏离了我们的目标。如果从一个没有针对实际状况的解决方案开始，就会传递出这样一个信息："好像就你最了解"，这会使人们觉得他们的技能和经验没有什么价值，不会形成可持续的变化。

我曾和一位心理健康服务的管理者进行过一系列的讨论，他们在制订心理健康短期住院计划的过程中，很清晰地发现服务问题是由于心理疾病患者在急诊滞留的时间太久造成的。对此媒体进行了大肆报道，这对患者和工作人员都没有好处。这位管理者在造访国外一家服务机构时发现，他们通过在急诊科的旁边为心理疾病患者开设短期住院楼，解决了急诊科人满为患的问题。新建住院楼并不像看起来那么简单，对于这项工作，应怎样定义范围内的第一步？是要临近急诊科吗？是即使一个患者看上去可以回家，当被急诊科医生诊断为有心理疾病问题时，就得在急诊花费更长的时间吗？是否需要入院？患者入院后会发生什么？短期住院患者是否会按照预期回家，或者这里将成为长期服务站？以上的这些问题都没有被考虑到，但是它们都涉及相关的工作范围。

短期住院楼或许是也或许不是正确的解决方案，但是从它作为一个解决方案开始，而不是从定义问题并界定工作范围开始，会成为一个忽视员工的专业技能知识、剥夺其应用创造力的案例。

确定工作范围是授权和许可的重要组成部分，所定义的范围明显属于当局的职权范围之内。关于定义范围的讨论，必须从职权范围之内要处理问题的人开始，还必须适用于流程再造方法的工作范围。潜在的范围是否能在功能上或是管理上言之有理？它能否容纳一个可行的再造方案？这些都是与授权者进行对话时要涉及的问题。

其中一些问题也要注意重要的利益相关者。授权者会说："这是应该做的"，但工作人员会说，"我不会这样做的"。尽管他们可能不会将这种想法表达出来，但作为知识工作者，他们会用负面的力量去抵制强加的解决方案，使其无法持久。消极抵抗仍然是一种阻力。讨论范围时应明确，问题需通过实际的、非对抗性的、非盲目性的方式来解决，妥协可能是必要的，但结果应该是形成可持续的改变。

以下是定义范围并获得授权的示例：卫生部将上午 11：00 出院患者的百分比作为医院的一组关键指标，其中一家医院的首席执行官联系了一个再造团队，他表明："我们远远没有达到目标，但不知道该做些什么，你能帮助我们吗？"

首席执行官已经开始解决这一问题，即上午 11：00 低于标准百分比的出院率。什么才是这一问题的解决方案呢？经过讨论，答案很容易就确定了。医院总是满员，需要入院的患者在急诊长期停留，造成人满为患。卫生部给了首席执行官一个解决方案：在上午 11：00 之前增加出院患者的数量。首席执行官对于卫生部提出的解决方案毫无选择余地，但并不是所有的临床医生都同意这一方案。在确认医院没有达到目标之后，再造团队开始与首席执行官定义范围。再造团队认为，出院是一系列长期活动，也是一个活动的结束。流程再造应该从哪里开始？是应该在最终确定出院时，还是应该重点关注确认出院到实际出院之间的步骤，或是患者住院过程的早期阶段？让首席执行官来回答这些问题是合理的，但他并不清楚答案，他建议再造团队与医院的利益相关者们去定义这个范围。

病房的管理者在繁忙的病房工作中发现了两个问题：①由医生主导病房的使用频率及时间；②更直接的问题是在医生下达出院医嘱时出现的，包括等待出院带药。

如果追溯到定义范围的早期阶段，是应该追溯到什么时候决定让患者出院？还是应该追溯整个流程中出院的自身机制？

这种困境的答案没有对错。如果从出院机制着手，可能只解决了这个复杂问题中的一部分，但足以达到卫生部的要求。如果从整体医疗服务过程的早期阶段开始，可能会经历更为长远的改变，它最终也会与出院机制整合，但方案的复杂性将大大增加。范围的最终决定权在于授权人，通过与利益相关者们的磋商，他们更加了解问题，并明确谁需要参与其中。最终，在目前的情况下，他们决定从出院机制入手。若是另一位首席执行官或另一组利益相关者，可能会做出一个全然不同的决定。这与军事真谛别无二致，没有任何计划能在第一次与敌人交锋中幸存。在流程再造中，计划、讨论和谈判是重要的，这些阶段中出现的解决方案比任何强加推行的方案都更为强大并更具有可持续性。

二、影响范围

另一方面，在考虑这些问题时，另应考虑它们与影响范围的关系。流程再造从问题开始，在定义范围时，明确所提议的工作范围是否属于提议人能影响的范围是很重要的。在急诊科人满为患的情况下，即使急诊的主任想要进行改善，但住院流程不做出任何改善的话，单单改善急诊是没有意义的。共同改善可能是行得通的，但住院服务的工作是否在急诊主任的影响范围内呢？

医疗服务是复杂的。如果我想重新整理我办公室的柜子，这显然在我的影响范围之内。影响范围是指不被任何人干扰，我可以自由调配适合自己的事情和我需要的事情。例如，办公室的柜子在我的影响范围之内，重新整理柜子可以使我工作起来更轻松，并且不会对整个机构的工作产生影响。急诊科的负责人希望在患者到院阶段重新调整部门的工作，直到患者出院或转诊到住院病房。这属于急诊科主任的影响范围。如果主任能够得到部门中不同团体的认可，并且不需要额外的资源，工作计划通常可以正常进行，也不再需要进一步的授权。将特定部门的工作进行再造，对所涉及的工作人员和患者来说都是非常重要的，但是对整个服务系统的总体影响可能再次受到限制。

相比之下，医生、部门负责人或护理管理者希望将内科患者的管理方式进行再造，这个过程包括从患者进入医院的那一刻，直到通过医疗团队的治疗后出院的那一刻。这是一个跨越多个不同单位和服务的再造项目，所涉及的变化可能是相当大的，但影响可能有益于整个机构；而许多不同的服务提供团队都需要获得许可，授权则必须来自最高级管理者。影响越广泛，所需的授权人员级别越高。一般来说，在医院中只有一个人的影响范围才能授权重大的系统变革，即首席执行官。

如果提出的工作范围不在授权人的适当影响范围内，则有两种选择：把流程改善限制在一个范围之内，或是找到一种方法将所有潜在的服务参与者带入到提议人的范围之内。对于采取哪种方法，没有正确或错误的答案。这只是一个判断：是否应该让参与者参与进来。

从定义再造项目的范围开始，也有助于避免范围变来变去：避免在工作结束时别人说："挺好的，你已经改善了中风患者的康复治疗过程。但很遗憾，你并没有从急性中风病房开始，那里才是真正的问题所在。"或者，"能把出院的时间减少一半是好的，但在一天中做出这些决定还是太迟了。你为什么不在办理出院的过程中就想办法呢？"还有更糟糕的是，"奇妙的是，你设计了一个伟大的系统，把老年患者从急诊室转移到急症评估室，第二天从那里转到专门的老年病服务机构。但你为什么不努力确保他们一开始就不去急诊科呢？"对待这样的问题，通常的回答是："因为这些服务超出了我们的范围，而且重要的是，它是由一个完全不同的组织来管理的。"

确定一项工作的计划范围和授权范围，能帮助推行再造工作在制度环境下的顺利进行。定义范围并使其被接受，同时明确定义项目的体制结构是医院高层管理者工作的重要组成部分。

定义范围还解决了很多人"除我之外其他人都有问题"的想法。医院的负责人看到其他医院再造项目的成果后，要求我的团队在医院内设立一个小型的再造单元来进行一些培训，希望能通过再造改善他们的主要压力点——负担过重的急诊科。医院的负责人呼吁此项再造工作应志愿进行。在早期阶段，急诊科的医生是非常自愿的，因为在急诊科医生看来，他们本身没有问题，所有的问题都与其他部门没能及时转诊患者有关。急诊科医生也真心希望能把事情弄清楚，所以自愿参与这个项目，以使事实一清二楚。

很有可能急诊科医生是对的。但无论如何，如果一个部门与另一个部门的医生讨论一个共同问题时，只要求其他部门改变工作方式，但拒绝考虑自身方面的问题，是不会发生什么改变的。

三、范围和持续审视：一个不断发展的任务

持续审视是一个动词——去审视一项工作计划，它是可以在再造项目的任何阶段进行的活动。同时，它也是一个名词——范围，指的是再造项目中第一步到最后一步之间的跨度。

通常情况下，流程再造项目开始时就明确的一点是：目前不知道该如何继续进行。如果是这种情况，最好的办法是去寻求授权，先拟议一个再造计划的诊断阶段。当这一时期结束后，真正的问题变得明朗起来时，再以更精确的信息去重新定义工作范围。

即使在项目开始时已经明确地界定了范围，在进行到诊断阶段或对实际问题进行分析时，也有可能发现新的工作范围。重新定义的范围可能会作为新增流程的一部分去进行发展。

每当对再造项目的范围做出决定时，都应该记录下来。当去做一件事情，或决定如何去做一件事情的过程中发生了冲突时，这些记录就显得尤为重要了，可以将这些提供给授权者作为有价值的参考材料。范围的明确性是流程再造能否达到预期的关键。

记录也可以阐明流程再造者的角色。在很多情况下，流程再造工作是由临床人员和管理人员进行的，然而，只有当流程再造者去促进再造时，流程再造的效果才是最佳的。流程再造者的角色不易适应传统的层级关系，因为他们扮演的角色是推动者，而不是决策者。作为一名临床人员或管理人员，有权决定流程再造适用的领域。作为一名流程再造者，有权决定哪些工作适合进行流程再造。但是，只有最终授权人，才有权继续进行这项工作，且无须经过进一步的授权。

举例说明，一名护士打开手术器械包，发现它被之前手术中的干血和组织污染了。如果她去找手术室管理员寻求帮助，手术室管理员会说：对于灭菌失败我们采取零容忍政策。而作为一名再造者会说：中央无菌供应部门非常适合通过流

程再造来改进。但中央无菌供应部门的再造工作涉及医院内许多不同的部门，并可能涉及与一系列物品及仪器的外部供应商的关系。所确定的工作范围是要对无菌供应工作流程进行点到点的再造，这只能由该机构的最高层做出决定。

（赵　旭　译，王晋豫　赵新月　校）

Part 11　诊断之一：绘图

识别问题并定义范围后，接下来就是解决问题了。现在的任务是理解工作是怎样进行的，这并不是指它应该如何去完成，而是指它现在实际上是怎样完成的，只有从现状出发才能在未来有所改变。

流程再造的诊断阶段是试图了解常规的照护理论怎么就转化成了一个有问题的医疗服务实践呢？医疗流程再造的前提是执业者都是精通其所在领域进展的专家。流程再造的目的不是为了质疑执业者这方面的能力，而是为执业者提供一种有效并且高效的实践技能。

一、全流程图及其绘制

对于外部观察者来说，医疗服务的大部分知识型工作是看不见的。因为一个观察者通常看不到患者身心状态的改变，医疗转化的工作不能仅仅通过观察那些正在看电脑、打电话、阅读、彼此交谈及与患者交谈的人来推断的。那些人实际在做什么，他们是怎样做的，只有从事这项工作的人才能弄清楚。当他们弄清楚后，真正的问题才会凸显出来，我们才能知道如何第一次就在合适的时间向合适的患者提供合适的服务。

我们使用精益思想进行流程再造项目时，以"全流程图"作为诊断阶段的开始。流程再造工作开始的前几年，我参加过一个关于安全与质量的会议，一个工程师在会上描述了他如何一个人用一张大纸（棕榈纸流程图法）对流程进行追踪，画出了从原材料到最终产品交付的转化的路径、步骤，并试图建立了对产品生产过程的深度理解。

在 Flinders 医学中心急诊科的第一次尝试中，我们做了一些稍微不同的事情。全流程图不仅是工程师或再造者对流程的理解，它的制作过程是一个直接与参与者互动的集体活动。参与者彼此讲述他们在变革过程中所扮演的角色，再造者提供帮助并负责记录，参与者而不是再造者才是最重要的人，参与者需要从头到尾地去了解整个过程。全流程图有很多功能，最重要的是，它可以使参与者了解当前的医疗照护是如何实现的。它能使每个人深入了解他们所做的事情与实际上所做事情的差别。关于它的重要功能，可以用以下的例子加以说明。

　　澳大利亚虽然国土面积很大，但城市数量有限，每一座城市都被庞大又人烟稀少的郊区包围着。很多人喜欢开着动力强劲的大型汽车，在狭窄的道路狂奔，当车祸发生时，造成严重创伤的事件屡见不鲜。因此，澳大利亚各州都有在事故现场处理严重受伤者，并把伤者安全运送到医院的一个完善的创伤服务体系。

　　幸运的是，因为拥有训练有素的员工和现代化的设备，澳大利亚的创伤评估及急救服务非常有效。但事情总是可以更好一些，为了改进流程，国家创伤评估和急救服务的高级管理者要求我推动绘制一个可行的全流程图。

　　绘图会议的范围是指从急救人员与事故当事人接触的那一刻起，到进入指定医院接受医疗服务为止。

　　图 11-1 是花费了一整个上午绘制出的全流程图。这个过程包括 30 个参与者，从电话接线员和急救人员，到专业的急救团队和医院医生。每个参与者都描述了自己根据事故报告所做出的反应行动，以便在现场采取相应措施，按照实际情况给予照护或转移伤者。大型白板被代表任务、交流以及文档操作的便笺快速粘满。底下的便笺是参与者写下的现场出现的问题和困扰。

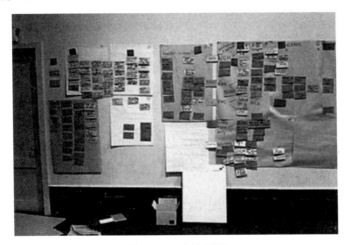

图 11-1　全流程图

　　令我们惊讶的是这个流程中工作的复杂性。由于澳大利亚国土面积广阔，且事故一般在偏远地区发生，在救护车或专门的救援队被派往现场之前，救援服务必须解决十分具有挑战性的跨区域和跨学科问题。

一切权力都归于急救中心，救护人员的地域知识和经验是无价的，他们几乎都是第一批的现场医护人员。显然，不同的医院和医疗服务机构具有不同的技术和能力，各大医院都建立了不同的制度去面对各种创伤患者，并承担着相应的责任。然而每家医院都认为他们现有的指导原则是正确的。一般情况下，经验丰富的救护人员会选择对患者最有利的情况来实施救援工作（例如：周三时尽量不要去 Stealers Head 医院，他们周三时人员不足，最好直接去其他医院）。在专业的救援到来之前，他们将尽最大的努力去帮助患者。

需要强调的是，当伤势可能危及生命时，似乎自动提供了一种强制功能，将各系统联合在一起，并通过司法和制度来进行分配。但是如果没有明显威胁到生命，各个医疗系统往往因跨司法问题和制度的不同给患者带来伤害。

在开会时有人说："我并不知道你已经做了"，接着大家都发出了尴尬的笑声。因为在解决一些本来很简单的问题时，却导致了更复杂的问题出现。在会议结束时，一位杰出的创伤救援专家说：虽然这里的每个人都是他们所在学科内的专家，但其中没有一个人是流程再造方面的专家，而这方面的专业知识，显然是必需的。

二、全流程图的制作过程：职场阶层的互动

全流程图不仅仅是获得一个过程概览的方法，它还属于对医院或医疗服务系统的互动。理想状况是，全流程图可以覆盖在同一时间同一区域里，接触了从开始到结束整个流程的一个代表性群体。这个群体可能有 5 个人，也可能有 100 个人，然而无论有多少人，大家的任务是不变的，每个接触了流程的人都必须描述他们所做的工作，以及他们随后将如何进行工作。

流程再造还没有形成约定俗成的交流和思考方式，全流程图为流程再造提供了一个标准化模板和方法。

绘图过程是民主的。在全流程图中，没人拥有说明实践本应该是什么样的权力。全流程图不是关于最近出版物、科学理论或正式等级制度的知识，它侧重于将人们失调的或处于危险中的身心状态转化为有价值的健康结果。医院和医疗服务都有其特定的全流程图，每个人都有发言权，每一步都很重要。

20 世纪 50 年代，一批伦敦 Tavistock 人类关系研究所的相关研究人员，阐述了社会技术理论体系，至今，引入了"长壁开采法"理论的社会组织变革论文仍

然引人入胜。同样也是来自 Tavistock 研究所的研究人员，Menzies 也对医院组织进行了经典的社会技术分析，依然令人信服。

社会技术理论将组织人力和社会的力量，与完成组织任务所需的技术流程相结合。在全流程图中，技术水平较高的人描述了他们对该机构转型的贡献，并讲述了他们如何完成工作的默契。让每个人描述实际所做的事情，而不是应该做什么事情，大家的发言才具有合理性。

绘图并不否认阶层的重要性。如果没有流程再造授权者的明确支持，绘制将无法实施，但绘图建立了授权和许可之间的联系。

在对照护计划进行再造的早期，我们曾绘制了一个专家组使用多重互动的流程。这个机构的领导，也是这个流程的所有者，是其所在学术领域的佼佼者，并且是个十分严谨、有原则的人。

在绘图时，Sherley 站起来说："很高兴我们已经进行到了这一节点，这就是我们接下来该做的工作。"一位资深护士说，"Sherley，让我们先听听那个区域的护士说说具体是怎么做的。"其中一名护士回答："Sherley，那不是我们接下来做的，我们通常是这样做的……" Sherley 回答："但文献讲得很清楚，我们不应该这样做。"护士说，"是不应该，但是如你所见，这段时间我们一直是这样做的。在我们的互动组中这是得到相同结果的更好的方法。"

随着绘图的进行，Sherley 时不时地站起来说，"我们在这里是这样做的。"其他人则会回应："我们还是从护士那里了解吧。"而相关的护士会说："不，Sherley，我们不是这样做的，其实我们是那样做的。" Sherley 会说："哦，我以为我说的是正确的方法……"护士回答："因为这样那样的原因，在这里不能这样做！"

过了一会儿，包括 Sherley 在内的每一个人都开始笑起来。我们都很钦佩 Sherley，尊重她所具备的专业知识和经验，但她显然对现场发生的事情不太了解。

上午快结束时，每个人都清楚该做些什么工作了。一旦与临床真正的开始互动，意味着我们接下来的工作质量就有保证了。我们要做的工作与基于循证的操作指南无关，而与排队和排程有关。随着 Sherley 的授权，一个长期的再造项目即将开始。我们需要她的授权，并得到她及相关员工的许可，使用再造以改善目前的医疗流程。

当开始绘制全流程图时，我们发现绘图的雏形是墙上的便利贴。为了以更容易遵循的方式再现图中的内容，我们花了很长时间绘制流程。我们逐渐发现经验本身是最重要的，图片一般都被作为备忘录。事实上，绘图过程中的混乱，既包含着最佳的临床实践流程，也提示了需要完成的工作指标。

三、建立和实施全流程图

组织绘制全流程图是一项极具运营挑战的人力密集型的活动，因为这一活动需要让很多繁忙的人腾出时间去做一些他们并不熟悉的事情，所以他们可能会对此十分反感。但运营和会议本身并不是阻碍，恰恰相反，它们是寻求授权和获得许可的重要支撑。

绘制全流程图是诊断阶段的第一步，在会议上，授权者和利益相关者们就再造工作的问题和范围达成了一致，确定了全流程图的第一个步骤和最后一个步骤。流程再造的专业知识有助于确保诊断过程从绘制全流程图的会议开始，然后将重点放在把合适的人员安排在合适的地方，并界定出的全流程图的主要功能模块。

如果要成功地组织一场全流程图绘制会议，需要合适的人参与其中。如果临床上高度的利益相关者都不在，就无法绘制出一个完整流程，他们是职场互动的关键成员。或者如果组织会议的人员及管理人员不出席,绘图会议也是无法进行的。

如何说服这些合适的人在同一时间聚在一起？最好的办法就是先选择一个大家都最有可能参加会议的时间和地点，然后让相关人员的授权者去邀请他们参加绘图会议，发出邀请的授权者必须了解并支持这项工作，所以帮助授权者了解全流程图所涉及的内容，以及为什么需要他们发出邀请，是再造工作很大一部分的工作内容。这能检验高级管理者能够在多大程度上支持流程再造工作，而不仅仅只是口头答应，并确认所选授权人有足够的权力至少能承担诊断阶段的工作。授权人发出邀请也向所有参与者证明授权已到位。

如果这个过程涉及不同的团体或学科，很多时候邀请函都来自首席执行官或总经理，因此获得授权的过程总是能让组织士气高涨。在发出邀请之前，绘图会议最好在合适的时间和地点进行，以防止会议与临床照护活动冲突而影响士气。

一旦获得了适当的授权，并且发出了邀请，就可以把注意力转移到主要功能的界定上了。经验之谈是，将整个绘图过程分解成一系列主要功能模块，全流程图会议的工作效果是最好的。主要功能就是把彼此相关的任务进行分组，当异常或危险的身心状态转化为健康状态时标志着任务的完成。

一般来说，医疗服务中几乎所有一端到另一端的过程都是由一组基本功能组成的。

1. "工作到来"功能（到诊）。

2. "初始分类"功能（什么样的工作或患者）。

3."分配"功能（分配给个人、团队等）。

4."工作"功能。

5."工作完成和转出"功能。

因此，为了绘制门诊服务流程，会有"患者如何来到诊所"功能，"转诊如何处理"功能，"当天发生了什么"功能，以及"与转诊者沟通和跟进"功能。为了绘制急诊科流程，将会有一个"到达和分诊"功能，"初始评估和分配"功能，"如何治疗"功能，"转诊或出院"功能，如有必要，还包括"住院"功能等。主要功能的识别最好由绘图会议的协调人与知识渊博的利益相关者们进行沟通，这将有助于授权并增加大家的参与度。

会议开始的时候，需要利用环境使大家的参与度最大化。我们的做法是让人们围坐在面向墙壁或白板的半圆沙发中，然后使用便签记录参与者们的描述。让人们围坐在一个半圆桌里，而不是面对面的去与利益群体交流，这是一种先进的职场互动方式，它体现了一种民主的环境，在这种环境下每个人都可以公平地表达自己的想法，而不用担心被打断或者被报复。这也要求授权者和主要利益相关者们告诉大家，绘图会议是一个可以无所顾忌地说出真相的安全区，这会进一步让流程再造得以自然的展示出来。

全流程图绘制的是大家正在做的工作，而不是他们对工作的感受。它关乎工作人员在做什么，而不是应该做什么的问题。如果有人正在讲述工作是应该如何完成的，却被其他人打断说"这不该我们来做"，这时候需要提醒他们绘图的任务是了解现状以及彼此倾听的重要性，并要让大家意识到流程再造的起点需要深入地去了解现状。

在医疗服务转化的过程中，每一步都很重要。我们很容易忽视安排、接待和管理焦虑患者的工作人员所发挥的关键作用，需要特别注意的是，办事员和行政工作在再造过程中也是十分重要的。实际上，这说明再造过程中的每一个观点都很重要。

那么患者对于绘制全流程图的积极参与是否真的有帮助呢？答案是肯定的。不过临床问题越突出，主要流程就越简单，流程越简单，患者就越难提出代表性的观点。还有，让患者参与全流程图的绘制是常见的，并且这样做也是有效的。

四、会议结束

之所以绘制全流程图，是因为涉及的医疗服务流程存在问题。通过绘图会议，目前所提供服务的复杂性和差异性对所有参与者来说都是显而易见的。如果一切都已经完善了，那么这个问题就不值得被再造了。我的做法是在绘图会议开始时就提出来："我们不应该假定将要绘制的流程有问题。如果一切运行良好，很显然，我们可以继续这么做。如果不是这样，我们就不得不考虑下一步该做些什么了。"

使用全流程图揭示目前流程存在的问题是获得授权的关键点，这是一个不容错过的机会。并且，在会议接近尾声时，是运用自身的经验以一个创造性的方式去结束会议的关键点，在会议结束时，我会要求参与者坐下来看整个流程图，并问他们"大家觉得这现在是一个好的流程吗？"一般他们都会说"不是"，然后我会再问"那我们可以做得更好吗？它值得我们去改进吗？你愿意参与改进吗？"

如果大家都同意参与，那么，流程再造的下一步诊断工作组就可以开始进行了。

（吴　昊　译，王晋豫　赵新月　校）

Part 12　诊断之二：直接观察

可持续的再造需要以人们的实际操作为基础，我将流程再造的直接观察阶段称为"学习观察"（学会观察浪费）。在此我要感谢精益派导师诸如 John Shook 对流程再造的远见卓识，我通过与他的交谈，以及他与 Mike Rother 的合著教材（Rother and Shook，2003）中凝练出了这一说法。这让我想到了另一位从事人类学习观察工作的知识巨人：已故的 David Marr(1976) 先生——一位着眼于人类视觉认知的神经学先驱。对于 David Marr 来说，视觉呈现并不是一个被动的过程。我们的大脑与意识的功能不只是连接到视网膜的摄像机，将神经代码转换为外部世界的影像时，我们的大脑参照了由学习、经验和先天处理能力组成的关于外部世界的精细模型。将一个客体事物带入视觉系统中需要"看见"与"观察"，"看见"是外部世界冲击视觉感官的过程，"观察"则包含了自主选择关注的部分。当人们看见一个场景，大脑会开发出一种将所见之物简化的模型，然后进一步加工成外部世界的详细表现形式，从而让观察者看到眼前的场景。

类似的，"审视"定义了在何处观察，而全流程图创建了一个关于医疗服务过程的简化模型。这个模型为我们提供了一些线索，让我们思考如何更仔细地观察，并思考下一步该去寻找什么。使过程真正进入视觉的工作具体包括对过程步骤的直接观察，以及对于该过程相关的可用数据源的分析。

这样做的目的是使用追踪和数据分析去构建一个当前状态的模型，这个模型具体到可以为我们提供一个实施流程改进的平台。

一、外部还是内部的再造能力

流程再造所需要的专业知识并非是医护人员及管理者们常规掌握的知识。如果一个卫生服务管理者确信医疗制度可以从精益思想中获得改善，但该制度缺乏引入这种方法的内部力量，那么一个策略就是从外部顾问那里"购入"流程再造的专业见解。顾问通常会从直接观察和现有数据源中获取信息，并将其转换为当前状态模型,将其反馈给客户和其他利益相关者。尽管顾问在这些工作中驾轻就熟,但为了自身利益,他们不会透露相关的分析和设计能力,因为这些技能正是顾问出售自身能力的核心。

这本书其余部分基于这样一个假设,即运用精益思想的医疗流程再造是涉及一个或更多的工作人员的。从一个卫生组织内部充分开发流程再造能力,到帮助他们的组织推进流程再造。从内部进行需要更多时间,而且并不像从专业顾问那里"购入"知识稳定。一般来说,没有哪个高级管理人员因为雇用了一家大型咨询公司而被解雇。但是,改善一项制度或员工的服务能力,从而来建立他们自己的解决方案,才是更有意义的事情。当人们能够清楚观察到自己的工作产生了必然变化时,才更有可能发生可持续的变革。

二、学习观察阶段的结构

构建学习观察阶段主要围绕以下几个问题。

1. 谁应该学习观察?

2. 再造者怎样才能以一种全新的视角去观察工作?

3. 在哪里观察?如何观察?

4. 他们如何使用数据来引导和确定他们的愿景?

5. 他们如何展示愿景?向谁展示?

6. 他们如何运用新的愿景形成指标以实现监测评估?

(一)再造者需要寻找的观察角度

本书的基本命题是流程视角。这种转化是通过一系列的工作与认知步骤,将患者潜在的异常或危险的身心状况转化为重要健康产出。我们面临的挑战是如何识别出异常或危险,并从日常医疗服务的复杂体系中分拣出相关的工作步骤。

大野耐一在生产线的旁边用粉笔画了个圈,要求新雇佣的产品工程师们一直站在这个圈里,直到他们反馈出所观察到的内容,Ohno 也因此得名。Ohno 会对他们的首个报告不予置评,因为他深知,真正理解工作程序要花几小时而非几分钟,他要求工程师们一直待在这个圈子里,直到对他们真正观察到的内容感到满意。

类似的,但不完全一样的情况是,在忙碌的医疗服务环境中使用流程视角会有所帮助。

找个稍微偏僻点的地方驻足观察，耐心十分关键。一开始，你可能很难理解你在看什么，渐渐地，工作的模式便开始进入视野了。

在观察阶段需要看清楚的一些问题：什么是主要顺序？有多少时间是花在价值创造活动上的？有多少时间是在寻找目标以及反复问同样的问题上的？人们是如何联系起来的？他们是否在团队合作？他们是互帮互助，还是只专注于自己的工作而忽略了其他人正在做什么？

我在急诊科开展过这项工作，并分别与急诊科一些不同的高级职员进行了组队，正如所有机构中的普遍情况一样，人们能有机会观察他们的团队、科室、部门和机构是如何工作的，这本身就是一件不同寻常的事情。

在这种情况下，急诊科和医院各临床科室之间发生了很大摩擦。需要注意的是，当临床科室的医生或护士来急诊进行学习观察时，会感到很迷茫，因为他们不知道该向谁询问患者信息。最后，他们只能自己找到患者，问一些常规的问题，或者再尝试着找个人问一问，但通常很难找到其他人进行评估或讨论，仅仅是做些笔记，然后便离开了。

不足为奇的是，各方都抱怨沟通困难。当急诊的观察员观察他们自己的同事时，他们才明白，原来他们自己的行为，才是造成困难的真正原因。

（二）随"原材料"的变化而变化

将患者异常或危险的身心状况这一"原材料"转化为有价值的健康结果，需要一系列的知识和任务转化步骤。

1．处方转化为药物，为病情好转带来希望。

2．申请单转化为 X 线图像。

3．血标本转化为体内物质水平的信息。

4．心跳转化为心电图。

5．清醒的患者转化为外科手术对象。

6．电话或电子服务请求转化为可以改变人们寿命的医生或护士会议。

逐步遵循转化的发生是理解转化顺序的最好方式。在这种情况下，流程再造体现了任务设计的质量，反映了原材料转化为最终产品的过程。每一步的起点和终点是什么、每一步需要多长时间，每步之间的等待时间是多少？参与对象是谁？每一步原始材料的状态是什么？

持续追踪每个患者入院到出院的过程可能会消耗很多时间。患者可能住院多日，而且捕捉到追踪过程中的每件事并不是那么容易的。一种策略是将患者住院过程划分为几个主要阶段，追踪每个阶段的患者，并将流程图中主要结构的结果汇总到一起。图 12-1 描述了医院胸痛患者治疗过程的一部分，是从治疗开始到结束的整个过程中适当抽取出的一部分过程。当地医护人员通过观察 20 余名不同阶段的患者绘制了这样一张图表。

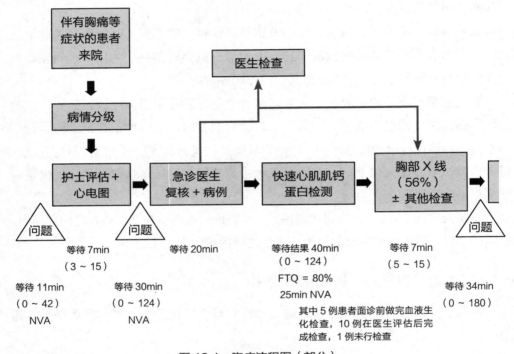

图 12-1　胸痛流程图（部分）

NVA. 非增值时间；FTQ. 首次检查合格率

追踪是由流程再造医护团队开创的特殊方法，我们也要感谢 Denise Bennett、Jane Bassham、Margaret Martin 和 Melissa Lewis 在追踪方法上展现的专业知识和奉献精神。许多案例表明了这项工作的价值，尽管为了保护隐私，一些案例已经做了部分修改。

遵循医疗服务中特定要素的同时，也是可以极具创新的，但需要坚持不懈地去开创。

作为 Flinders 医学中心药物调配工作流程再造的一部分，Melissa Lewis 从写作之日起，就记录了大量在病房中追溯到的内容。

Melissa Lew 曾试图追踪一名年轻医生的查房过程。第二天早上，当这位医生从洗手间出来的时候，看到 Mel 在外面等着她，当她问 Mel 为什么到处跟着自己的时候，Mel 说："我不是在跟着你，我是在追踪你的查房过程而不是一份简单的出院记录。"

在追踪过程中所做的观察可以以不同的方式画入流程图中，图 12-2 是一个心脏病患者治疗过程的流程图，该流程图详尽地凝练了心脏病患者的治疗过程。两张图中最重要的一点在于，转化是逐步进行的，每个步骤之间的等待时间是固定的。图 12-1 显示，增值时间占总流程的 13%，在图 12-2 中增值时间约占总流程的 8%。总体来说，增值时间仅占等待或排队时长的十分之一，这在医疗卫生及许多工业领域都是十分常见的。这说明流程再造还存在着大量的潜在空间。

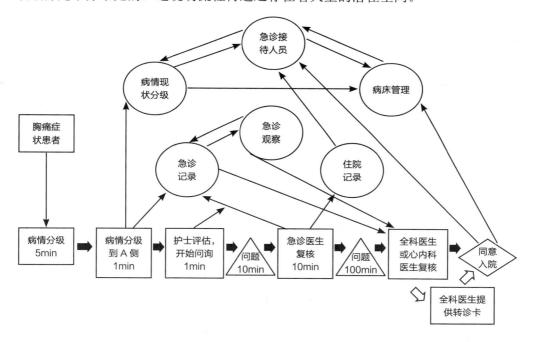

图 12-2　心脏病患者就医过程

（三）追踪"机器"

医疗服务是以人为本的行业。当然，医疗服务中的各阶段都存在复杂而先进的技术，但是要了解一项复杂的技术（如血液自动分析仪或磁共振扫描仪）是如何适应医疗服务过程的，不仅仅是通过观察机器工作就能理解的，而是要观察机器是如何与整个过程相适应的，以及该机器有多少潜在功能能被利用起来。实际上，是需要了解机器在一小时内有多少分钟在转化原材料，又有多少分钟是闲置的。

机器可能指一台真正的机器，例如 X 线仪或实验室分析仪。机器也可以类比为一个"处理单元"，它的各个元素紧密连接在一起，相当于不同的参与者连接在一起，组成了一个意译上的"机器"。我们可以认为门诊是一个由材料接收区（接待处）、原材料存放区（候诊室）和处理单元（诊室）组成的机器，最终将产品产出，或返回接收区进行再次包装（再次预约）。

无论是具体的机器还是临床服务，了解单台机器如何运转相对简单，当两台机器同时存在，绘图和追踪也融入其中时，情况就变得复杂了。

大型的全科医学诊疗过程是在同一个楼里进行的，许多医生在一起值班，还有两名护士保持治疗室的运转。大多数患者都是先在医生处就诊后再进行护理工作，这样做的好处是可以不让患者等着去看医生。但是当医生们赶过来的时候，护士站外经常排起了长队，这让患者和护士都很困扰。这是怎么回事呢？

观察表明，预约就诊的接待员的工作都是非常熟练的，并尝试将患者的等待时间缩至最短。即使接待员很清楚护理工作比医生看诊更耗费时间，他们还是按照医生的时间来预约患者，然而护士和治疗室的时间并没有考虑进预约过程，所有的预定都是围绕医生进行的。实际上根据护士的护理时间而不是根据医生的治疗时间来进行预约将更有意义，但预约过程并没有考虑到相关顺序。

当"机器"指的是具体的人时，事情变得更加复杂，因为患者并非如真正的原材料那样，从一台机器转移到下一台机器。用于制造汽车零部件的金属板在工厂里的流水线、起重机和滑轮之间移动，住院患者则相对不动。

在住院病房里，一旦患者躺在床上，通常就不再移动了。"机器"（医生问诊、检查、开处方；护士进行观察、提供药物、提供照护；理疗医师进行治疗；社会工作者咨询；助手、家人或朋友提供食物和水）。这些服务都是到患者面前进行，而不是将患者运送到"机器"面前去。在 Ford 的术语中是这样描述的："应该是人来到工作面前，而不是工作来到人面前。"

找出医护人员如何利用时间是流程再造的主要难题。医护人员经常抱怨他们没有足够的时间去做自己的工作，负担过重，于是我们去追踪评估这是否与额外的工作有关。

我和一些专职医疗工作者一起工作时，他们常表示自己不堪重负。追踪调查显示，工作者只花了 9% 的时间在与患者的面对面治疗上，其余时间则耗费在各种各样的活动上。这里有些是必要工作，但不带来直接增值。还有一些工作，比如把贴纸贴在转诊患者的病历上，并写道"谢谢您给这位先生做的评估和治疗，但我现在太忙了，没有时间接收这位转诊患者"，这从精益管理来讲是纯粹的浪费。

追踪一个人需要仔细观察这个人到底做了什么。为了使追踪过程更加直观，可以预先做出一系列的分类，为每个评估报告选择一个"刷新"周期，每 0.5 分钟、1 分钟、2 分钟，然后写下每段时间所进行的主要活动。使用简单的图表工具，例如 Excel 或类似软件，可以制作出人们如何使用时间的图表。如果追踪到每个人在每个时期的位置，就可以确定人们在哪里耗费了他们的时间、他们都做了什么。

我们可以通过许多不同的方法组织一个关于追踪的会议，因为通过追踪工作实际上是如何完成的，会得到大量不同类型的信息。

图 12-3 显示了追踪者在观察一组胸痛患者的护理时所做的一些记录，主要内容为护理工作的进展延误及难点。类似的观察也可以在医护或医患间进行。

8：30	急诊科	胸痛患者于今早服用了 β 受体阻滞药，影响了 EST 结果
8：30	急诊科	1 名胸痛病患者没有做第二次心脏标志物检测
9：00	4D 病区	2 名胸痛病患者在急诊区等候床位
10：30	胸痛诊区	护士联系诊区医生为急性胸痛患者进行心电图负荷试验
11：00	心脏重症监护室	等候医生查房
11：00	心脏重症监护室	信息系统中获取床位遇到问题，住院医收到转诊患者需要床位的信息
11：20	4D 病区	急性胸痛患者等待快速心肌肌钙蛋白检测结果
11：30	胸痛诊区	诊区医生仍在复核未行心电图负荷试验患者的病历

图 12-3　追踪数据的样本

图 12-4 显示的是一个简单的追踪图表，用来追踪患者在不同科室的就诊情况，通常患者先去看全科医生，然后再看相关专科医生。追踪显示了每一位患者预约就诊、实际到达、完成第一项诊疗服务（从到达到离开诊室的总耗时）、到达相关学科诊室及等待时间，以及叫号时间和完成诊疗的时间。如图，患者被按 5min 一个时段预约到院，但一开始的诊疗和等待时间意味着患者的就诊过程必然耗费了更长的时间。

患者编号	全科就诊时间			全科总体就诊时间(min)	专科就诊时间				
	预约到诊时间	实际到达时间	离开时间		到达时间	等待时间(min)	叫号时间	诊疗时间(min)	离开时间
5	9：30	8：00	10：00	120	10：10	5	10：15	107	12：10
6	9：25	9：15*	10：10	55	10：15	10	10：25	31	11：00
7	9：50	9：35	10：20	45	10：25	5	10：30	25	11：00
8	9：15	8：45	10：30	105	10：35	30	11：05	41	11：45
9	9：40	9：15	10：30	75	10：35	5	10：40	22	11：05
10	9：40	9：30	10：35	65	10：35	30	11：05	95	12：50
11	9：50	9：50	10：45	55	10：50	55	11：45	68	12：55

图 12-4　联合会诊时间追踪

*. 仅医生

　　一个有趣的问题在于谁应该去做追踪。通常大家会觉得追踪工作最合适的人选是流程再造者。但我们的经验是,最好让那些做这项工作的人或者管理这个过程的人去做追踪。管理者的大部分生活都是在办公室里度过的,当他们"落到实地"时,往往会组建仪式化的队伍,却没有人谈论真正的问题。有了追踪,管理者就有了合理方式来了解到底发生了什么。人们可能会担心被追踪的人会在被观察时改变他们的行为。我们的经验是,被观察者改变日常行为不会持续太久。只要追踪者持续观察,人们就会很快恢复日常行为。

三、讨论

　　呈现追踪数据的最佳方式也是最简单的方式,即流程再造者所为您呈现的那样。如果数据被转到 Excel 电子表格中,则可以使用程序自带工具来生成各种分析图表。使用 Excel 这类程序的优点是,一旦再造者掌握了基本知识,它就为授权者和一线工作人员提供了一个通用平台来分析数据。图 12-5 和图 12-6 展示了一些从医护人员那里收集到的追踪项目数据。其中,图 12-5 展示了一名外科实习医生在夜间及日间轮班时的沟通模式,如图所示,沟通模式在夜间和日间有所不同,这反映出员工在工作 24h 内的差异。图 12-6 是一个饼状图，来自 Excel 扩展表中的数据。它显示了一名外科实习医生在日间轮班的工作位置，在这张图中，这个病例的每个主要位置用字母 A ～ D 来识别。

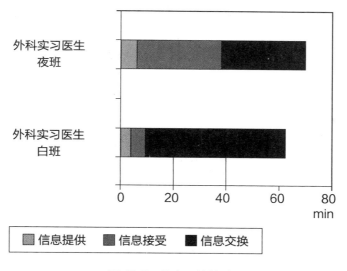

图 12-5　信息互换追踪

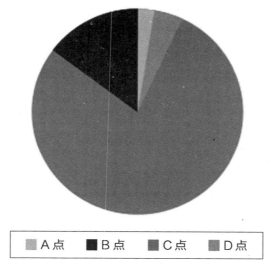

图 12-6　病房地点追踪

一旦追踪过程生成了活动的原始数据，就可以用它来充实全局蓝图，并更准确地展现流程再造的当前状态。

　　对于如何转化和呈现结果没有严格的规则。最有效的形式是用那些对工作人员有意义的并且易于理解的方式讲述当前状态。再造并不是学术活动，追踪原材料将识别工作会导向哪里，以及在哪里会发生主要延迟。

（吴　昊　译，王晋豫　赵新月　校）

Part 13　识别真正的问题

诊断阶段结束后，应该清楚地定义和理解当前状态。诊断阶段确定的真正问题是什么？是在早期的思维导图中发现的问题，还是在诊断工作的过程中出现的问题？

一种看待诊断阶段的方法是把它看成一种漏斗。在漏斗的顶端有各种各样的问题，这些问题使流程再造处于运动状态，与诊断阶段产生的信息混合在一起。随着诊断过程的推进，漏斗会变窄、真正的问题也会不断漏下去，等着团队解决。

我参与了一个大型的项目，其开始的问题是，过了通常的开诊时间后，医院就不再是一个适合工作或适合患者的工作场所。下班后，只有几名初级医务人员中的骨干被留下来管理医院的许多区域。他们疲于奔命，不乐于工作，忙于其他事务，给他们排夜班前他们离职。

伴随诊断的进行出现了各种各样的问题，但最终只有少量真正的问题很明显的（见第 21 章）。当我们着手解决真正的问题时，医院变成了一个更适合在晚上工作和接收患者的地方。

根原因分析、五个为什么及因果分析

有时，对当前状态的清晰描述将足以识别真正的问题，但通常需要深入地寻找根原因。

对于介绍过程分析方法来说，在拉斯维加斯的小旅馆里开的会议是一个不太可靠的场景。但就是在这里，我们参加了美国退伍军人健康管理局 Jim Bagian 博士和他的同事组织的根原因分析培训会议，当中一部分人来自南澳大利亚。 Jim Bagian 是一名负责宇航员保健的医生，他在美国退伍军人健康管理系统（Bagian 等，2001）关于提高医疗保健的安全性和质量方面发挥了举足轻重的作用。他积极拥护根原因分析，这是一种用于解决飞机失事或核电站事故等悲剧之后出现问题的常用的调查策略。在医疗保健严重不良事件分析中，根原因分析得到广泛重视。

根原因分析是许多精益思想者称为"五个为什么"的扩展版本。当你不了解正在发生的事情时，至少问五个"为什么"，直到得到真相，如下所示。

1. 为什么患者在急诊室里死去？ 因为医生没有意识到问题的严重性。

2. 为什么医生未能意识到问题的重要性？ 因为他是外科实习医生，没有什么相关经验。

3. 为什么是外科实习生收治患者而不是急诊医生？ 因为患者是从另一家医院转过来的，所以急诊工作人员并不接收，一到医院急诊就把患者推给了手术室，凌晨4：00的时候实习医生的上级也就是外科主任，正在忙碌中。

4. 为什么其他医生不能到岗？ 因为之前要求调薪未果，医生选择减少工作时间。

5. 为什么不主动去降低医生减少后所带来的风险？ 因为对下班后的事情眼不见，心不想。

在根原因分析中，人们努力追踪导致不良事件原因的顺序，以不良事件的结果（一个患者死亡，错误交付的药物或其他）作为因果图的起始点，然后追踪事件的起因。这个过程分析从产出开始并追溯原因。

医疗流程再造并非始于不良事件。它从处理流程运转中出现的问题开始，并追踪所涉及流程的操作步骤。根原因分析追溯到事件本身，而流程再造贯穿过程的始终，通常以收到原始材料，即异常或危险的身心状态为开端，这有赖于患者提出的困扰。但它也可能是一种药物、一种形式、甚至是一堆衣服。根原因分析和流程再造都是关于观察流程步骤及其产出的，但是他们有不同的优势。

在流程再造的诊断阶段，仅仅识别延迟、分组，或识别无益的带来风险的变化，或者鉴别首次质量较低的步骤本身是不够的。问题应该是"为什么？""为什么患者要等待？""为什么护士有70%的时间远离病床？""为什么在需要的时候总是找不到值班员工？""为什么接诊患者的时候总是被打断？"我们经常听到的答案是，它就是这么做的。所以，改变是困难的，改进是不确定的。

多问几个为什么，将问题视为结果，并从流程图解和追踪中寻找原因，都有助于确定根原因。解决根原因就是解决实际问题以及形成可持续的解决方案。

（吴　昊　译，王晋豫　赵新月　校）

Part 14 测 量

在流程再造这一步骤，我们有必要考虑测量的问题。数据是一个强大的工具，它可以挑战权威，并有助于抵制那些基于自身利益而不是真正关注变化过程和质量的成果产出而进行设计。数据并不是万能的，但我们仍需要它的力量去证明一个问题之所以是问题，并通过有效的监督和评估数据去解决由问题所导致的各种影响。

一、为流程再造所进行的测量——测量的分类

通常来讲，去测量什么内容，是由我们自己决定的。若想确保流程再造的过程符合各利益相关者的目标，需要一个深思熟虑且可执行的评估计划，评估计划不仅要征求参与者对变革的感受，还要测量变革的实际情况。作为一名流程再造者就是作为一名科学家，要对流程再造的产出结果进行验证和评估，高效的科学家知道如何创建并利用简单的测量工具来实现他们的目的，再造者们也需要同样的技能。

流程再造有以下三个视角。

1. 患者的视角。

2. 医疗服务人员的视角。

3. 医疗机构的视角。

要覆盖如此庞杂的利益相关者，再造的测量需要借助卫生保健从业人员的全部测量方法：定性和定量的测量方法，即参数化或非参数化方法。

（一）定性和定量的测量方法

定性和定量两种方法之间的区别对于卫生保健领域的测量至关重要，更不用说流程再造了。

定性的方法注重使用文字和图片来体现事物的本质特征。使用定性方法可以

很好地了解哪些是医疗服务的用户认为重要的东西。流程再造过程中定性方法的一个经典案例是在文字或短片中捕捉患者故事。患者故事可以为医疗服务经验提供有利见解，他们是医疗的强大的激励因素。

在 Flinders 医学中心流程再造项目的早期，我们组织许多患者进行了圆桌讨论会。在 Flinders 医学中心，病房都是基于赛道原理而建设的，中央有一个大型护士站，具备存放病例、安置电脑、医生办公、护士交接及其他功能。患者的床位布置呈大的椭圆形，围绕着护士站安排。

一位患者通过自己多次的慢性病就医经历，讲述了他对于护理工作方式的感受。他说护士的工作让他联想到了蹦极，蹦极的一端固定在中央护士站，护士"跳"出去做一些事情，之后再回到护士站。这一快速简单的方式奠定了整项工作的基础，可以留给护士更多的时间来做床旁护理，而不是把时间浪费在往返于护士站、储物间及药柜之间等。

把患者的体验融入流程再造时，患者接触点（或"关键时刻"：一个在服务行业流程再造中经常使用的方法）是一个十分有用的概念。接触点是一个客户和一个组织之间的联系，并从中形成了（或更改了）对组织的印象。

在开始接诊时就已经可以确定患者诊疗过程中的主要接触点了，通常为一些新项目开始或结束时患者和医护人员的接触。其中，诊疗项目结束时的接触体验最有效，比如患者离开急诊、完成一项治疗或离开门诊时等。

想要知道患者的就医体验如何，唯一的方法就是在就诊时或就诊结束后去询问患者本人，详尽介绍如何询问的方法甚至可以写满一本书了。但是能让人感到轻松愉悦的最重要方法还是让被询问者感受到你会认真倾听，并且有时间倾听。可以使用一些开放式的提问让患者感受到你对他们的故事感兴趣，比如"能告诉我您对这次就诊的感受吗？""是什么原因导致的？""您是怎么发现这一问题的？""您感觉就诊顺利吗？""我们还有什么需要改善的吗？"等等。

交谈结束后，需要对结果进行认真的讨论，并找出一些共性问题。例如，许多刚刚在急诊结束治疗的患者都反映等待不是问题，问题是不知道等待时医护人员都在干什么。有趣的是，通过监控发现，似乎没人意识到他们之所以一直等待，很有可能是因为他们被忽略了。

定量的方法主要用于那些可以通过数字明确表达的问题。在定量测量时，一个至关重要的问题就是参数和非参数的区别。在缺乏统计学的背景下，这一区别可能被认为只是技术上的差别，不会引起人们太多关注，但这一区别却是非常重要的，因为它会影响几乎每个元素的定量测量。

（二）参数和非参数方法

参数方法是一种精确的测量方法，这种方法存在精确的外部标准。住院时间就是一个准确的参数测量方法，因为一天的时间是可以通过时钟准确测量标准的。所以，2 天的住院时间是 1 天的 2 倍，2 个 24h 不是比 1 个 24h 多一些或很多时间，而是 2 倍。你可以做乘、除或者其他等参数计算，并且可以清楚地指导他们的计算结果。强大的分析技术也可以用于参数测量方法。

非参数测量方法可以用来排序样本，但是与参数方法不同，不能对数据进行加减乘除运算。虽然统计学可以用来分析非参数方法，但非参数方法仍然没有参数方法强大。然而，非参数的分析方法在流程再造过程中还是很有用的。

最常见的用于改进测试的非参数测量方法就是调查患者或工作人员的态度。调查工作可能在项目开始前就已进行，然后不断重复。调查的结果会进行组内排序。因为这种结果的差异并不是精确可测的，所以是非参数的方法。"非常同意""同意""既不同意也不反对""不同意""非常不同意"确实是不同的分类，但结果无法进行加减。4 个单位的同意总数减去 2 个单位的同意总数并不是 2 个单位的同意，而是同意比不同意的比例多出多少。

在流程再造的测量中，通常都会进行排序，有些类似于不同排名间的差异是否接受。在这样的测量中，简单的数学方法就可以呈现很好的效果，比如，有 10% 的人认为什么都没有改变，20% 的人认为事情变得更糟了，但 70% 的人认为事情有所好转或大大改善。

回到参数的方法，参数和非参数方法差异的最简单例证就是运动比赛成绩。在 2012 年的奥运会 100m 决赛中，Bolt 是第一名，Blake 第二，Gatlin 第三名。而 Blake 和 Gatlin 知道，把第二、第三名的成绩合并在一起，也不会超过第一名。排名是一种非参数的方法。他们不是简单的相加或相减。但每个运动员的比赛用时是参数方法，在伦敦奥运会和北京奥运会，100s 的时间都是一样的。

Bolt 用了 9.63s 完成比赛，Blake 用了 9.75s，Gatlin 用了 9.79s。第一名和第二名的差值（9.75 － 9.63=0.12s）是第二、三名差值（9.79 － 9.75 = 0.04s；0.12 ÷ 0.04 = 3）的 3 倍。Bolt 不仅仅是最快的，使用精确的数字表明了他和竞争对手的差距有多大。平均来看，前三名运动员不仅是那一天世界上跑得最快的 3 个人，他们跑 100m 的平均用时 9.72s［（9.63 +9.75+9.79）÷3= 9.72s］，也是奥运史上的最快平均成绩。

（三）电脑和纸笔

使用纸笔进行简单的参数或非参数分析，存在很大的差距，参数分析还是需要电脑进行。医院里汇集了大量数据，可以发挥各种用途。他们设计的目的是用于进一步分析，但这些数据也会因为使用不谨慎而充满陷阱，除非流程再造的设计团队能准确地告诉他们测量的样本是什么。有统计学专家确保统计是有意义的，大多数真正有意义的改进测量可以手工或者用计算器完成。流程再造不是细微的差异调整，而是使工作更好的运行，有意义的改进工作通常很容易被发现。

对于不是一望即知的改进"信号"，高级统计技术的价值在于它可以在众多干扰因素的情况下把改进"信号"找出来。当系统中每天存在很多变化，并且有许多不同种类的患者时，高级统计技术可以有效地使系统中的识别度提高10%。但这包含的分析并不简单，卫生保健的变量分布是一个重要的问题，这一问题经常会被其他方法曲解，尤其是当变量混合了如连续住院时间（可以是任意天数）及是或否（接受或排斥）的变量时。简单的流程再造是最好的，即使是简单的再造，也应该在设计分析阶段充分考虑基本问题。

二、分析设计的三个基本因素

流程再造过程中的测量其实是要回答这样一个基本问题："这个项目有没有让事情发展得更好？"无论如何衡量，以及从谁的角度出发分析改善，分析设计旨在回答事情有没有得到改善，这将融入设计的三种基本类型之一。

1. 与外部标准比较。

2. 同行比较。

3. 自身前后比较。

现代医疗服务管理让 Alfred Sloan 感到很舒适。许多现代卫生管理者似乎都会"运用数字"，他们的这种经验通常被认为是与大量的关键绩效指标或 KPI 有关。KPI 是对当前工作评价的外部标准。"上午 11∶00 前出院的患者比例是多少？""是否有 95% 的患者在急诊花费的时间少于 4h ？""优先手术的患者比例是多少？"等等，不同的人会有各自倾向的 KPI，列表中会加入新的 KPI 项目，但已经存在的项目几乎不会被移除。因此，医院的管理者要报告超过 100 项 KPI 并不罕见。

　　通常，统计学上的差异是真正存在的差异，而不只是随机误差，得到异常值的概率是 20 ∶ 1。如果每月监测 100 个指标，那么每月按照 20 ∶ 1 的比例至少会出现 5 个异常值。那么这 5 个异常值是应该被排除还是进一步核查呢？除了等待发展的趋势没有什么好的答案。更有效的方法是可以精心挑选一到两个与流程再造直接相关的评价标准，用这些标准来评价结果，虽然对于特异性来说仍然存在挑战。

　　任何流程再造项目的关键问题就是这个项目的具体影响。对于已经发生的改变，不论事情是如何变化的，流程设计可以将令事情的影响降至最小吗？如果事情发生了改变，但变化很缓慢，流程设计可以加速这一变化吗？如果事情没有发生改变，流程设计可以使它回转吗？评价流程再造项目影响的最好方法就是对照比较。

　　能最明显表现出干预所造成的影响的是，当一个研究组与干预组进行比较时，研究组除了不进行干预设计，其他各方面特征都是相似的。如果干预组的变化比对照组大得多，可以更合理的假设是干预因素产生了决定性的影响。

　　随机双盲安慰剂对照临床试验是循证医学的黄金标准。它要求受试者通过某种随机数的分配过程被分配到对照组或治疗组，而且实验者和参与者都不知道他们是在实验组还是在对照组。实验会按照事前拟定的规则运行一段时间，实验组和对照组之间没有交叉，而结果要到实验最后才能知晓。

　　但流程再造并不以这种方式工作，它涉及提供治疗的人。这些人会知道他们做的是常规工作还是截然不同的工作，所以随机化和盲测的基本标准都是无法满足的。此外，随机双盲安慰剂对照的临床试验假设在研究组和对照组之间也是无法推广的，这在医院几乎是不可能的，人们会相互交流且热衷于引入变化来提高护理或工作实践。事实上，技术的推广是一个主要的改进过程。

　　如此大规模的（至少在统计方面）群体间的比较在流程再造项目中是难以执行的。在很多方面，对流程再造项目的引进和结果进行评价的最现实的方法是引入时间测量的基本策略。在这种情况下，在引进改进项目前就需要定义项目改进的关键措施和基线测量方法，持续记录项目的进展情况，直至项目完成。记录干预措施的时间并绘制测量表来观察测量的变化是否与项目引进时预测的一致。

　　如果一项外部的评价标准符合条件，它也可以被纳入测量程序。测量标准中最重要的一点是，随着时间的变化，目前的状态可以作为基线标准去评价项目的改进情况。

从技术角度讲，统计学意义上的时间变化就是所谓的"时间序列分析"。由于各种各样的原因，复杂的卫生保健领域中时间序列分析结果需要进行数学运算。我们需要更简便的方法。

三、绘制图表

趋势图是用来监控和追踪改进项目进展的最常见的方式，在制造业和服务业中有很多种类。无论我们需要测量记录的内容是什么，趋势图会按照预先确定的时间间隔(每小时、每天、每周或任何与该项目相关的节点)，然后汇总测量值提供一个简单的可视化时间变化图。

图 14-1 展示了趋势图的一般格式。观察值（患者数量、占比等）在纵轴上，时间（天、周、月等）在横轴上。趋势图上的每个点是一个特定的值在一个特定的时间点的测量结果。

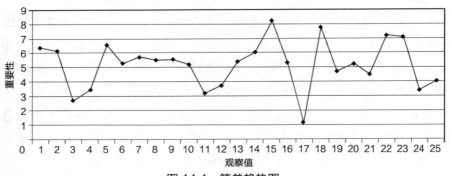

图 14-1　简单趋势图

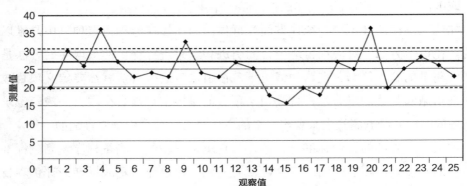

图 14-2　带控制线的趋势图

　　图表可以清楚地表明观察值随时间的变化。在图 14-2 中，使用统计学方法可以求得平均数和标准差（超过 2 或 3 倍标准差，表示为 2SD 或 3SD），这一差异是由随机误差引起的。

　　卫生保健的难点是，使用简单的方法来计算平均值和标准偏差并作出特征值分布的假设，这通常并不适用于流程再造的设计项目。使用统计方法判断特征值的分布更适用于生物统计。

　　同时，在大多数流程再造项目中，我们并不太关注一个或两个不同时刻的变化。我们面对的系统通常是特殊变量，关注的是随着时间变化符合一致性和差异性的有意义的可持续结果。所以，趋势图可以明确显示出差异，并且变化与干预措施密切相关，是精细的数学图表。流程再造项目中生成的趋势图可以清楚地看到持续影响因素带来的改变。

四、测量的重点：时间、费用和结果

　　在项目改进过程中，常见的关注点有："是否要做""为谁做"以及"做什么"，这些都是重要的关注点，但流程再造还需要进一步关注以下问题。

　　1. 节省时间和资源。

　　2. 降低费用。

　　3. 提升对标准的依从性。

　　4. 改善流程。

　　5. 提高医疗效果。

　　6. 以上所有。

　　患者和临床医生都很关注医疗改善的效果。流程再造也可以适当关注减少员工被浪费的时间，减少额外增加的无价值的活动，如找东西或找人，或被打断后重新开始工作等。减少浪费在无价值活动上的时间之后，如何安排被节省下来的时间就超出了流程再造项目本身的工作，这将由员工和他们的经理来决定。

　　也许节省下来的时间可以用于医院的其他活动，但在严格监管的环境下，这可能只是一种愿望。大多数医院的工作人员都不是按分钟或小时支付工资。启用员工 40% 的时间而不是之前的 30% 花在增值活动上，可能对于医护人员和患者都是非常有用的，但对于全职工作人员，并没有带来直接的时间储蓄。事实上，这样可以使员工看到更多需要照顾的患者。在评估再造项目时，直接将节省的时间等同于节省的费用是比较常见的，但却是不恰当的。减少 10% 的无价值的医疗时间并不会导致人力成本降低 10%。

医院可能会提前将所节省的时间用于实现计划内的工作或紧急工作。例如，要改善护理工作需要释放一些护理时间，提前决定将一些时间用于降低褥疮的发生率。出台一个针对褥疮的护理标准，以便员工更好遵循，这也是一个适当的改善计划。通过提高对标准的遵循来降低褥疮的发生率（见讨论过程和结果）。或者，一个改善项目可能会专注于减少患者的门诊等待时间，或确保他们可以在当天早些时间离院或缩短住院时间。对于患者个体，满意度是定性测量，定量测量包括减少等待时间、缩短住院日等。

医院和卫生服务组织中的工作人员都是有聘期且很难辞退的，通过流程再造来实现节流是非常困难的，因为人力是医疗成本中最大的一部分。减少员工被浪费的时间，但真正的费用节省只能在员工离职且无须聘用新员工时才能实现。当对成本的削减进行提前通知时，它的风险是显而易见的。为什么一大群工作人员要将大量的时间精力投入到自己可能会丢掉工作的项目中去呢？

流程再造并不是一个解决预算问题的权宜之计，但它仍是值得去做的，因为它可以解决医疗保健的主要目的：提供高质量的医疗服务。随着时间的推移，生产力会增加，节流也会实现，但不是一蹴而就的。流程再造可以提高组织力，专注于减少无价值的环节或其他可在特定时间内接诊更多患者的流程改进措施，使资源得到更好的利用。增加 X 线检查的排程可以减少开机次数并增加天 / 周内完成检查患者的数量。确保门诊准时开始，会诊工作中需要的事物都准备妥当，这样可以有效缩短每名患者的看诊时间并增加门诊量。

随着每年医疗费用的增长，成本的压力持续存在。寻找真正可以节省费用的部分，而不只是降低已经提高的工作效率和质量，例如在供应链等领域，经常对常用的耗材如毛巾、床单及更昂贵的药品等物品进行费用控制。精益管理的方法不是很高深，却是非常实用的。

◎ 测量过程或结果

在测量领域，对于测量过程还是测量结果存在很多争议。例如，当患者到达急诊后，分诊护士会进行一个快速的检伤分诊，分诊是患者按照预先确定的时间在急诊得到有效治疗前应进行等待的时间，在分诊预计等待时间内得到治疗的患者比例是测量的一个环节。但除了预计等待时间，是否还应关注患者来到急诊时异常或危险的身心状况最终有没有转化为健康的状态，还是只测量对分诊时间的遵守就足以保证急诊的良好护理工作。测量可能是必要的，但它肯定是不够的。

除了遵守分诊要求，急诊的治疗结果受到很多因素的影响。急诊科的改进项目应该衡量临床结果以及对标准的遵守。结果评价的措施包括患者满意度，24h 或 48h 内意外返回急诊，以及急诊死亡率（包括住院期间）。

当确定执行正确的过程可以改善结果时，那么过程措施可能就足够了。但是如果过程措施和最终结果之间还存在一定差距，那么就需要对结果同时测量。

五、总结

测量能力是科学流程的核心。测量是对流程再造效果的客观评价。如果说这中间有什么难点的话，那就是流程再造往往太容易让人觉得只要付出努力就能够看到效果。我们都是普通人，没有人愿意认为自己的努力是徒劳的。但是对结果的测量就是要确保过程的改善真的带来了不同，并且可以从失败和成功的经验中总结学习。

（吴　昊　译，王晋豫　赵新月　校）

Part 15 目标、科学方法和未来价值

将异常或危险的身心状况完全转化为健康需要三个要素协调工作，如下所示。

1. 做正确的事（什么）。

2. 在正确的时间和正确的地点做事（何时何地）。

3. 安全、高效地完成（如何）。

获取什么是正确的事是生物医学知识的范畴。提高同时获得正确"何时、何地"做事的可能性，并尽可能确保安全高效的做事，它决定着再造项目的进展（Bohmer，2009）。

卫生保健领域都是问题解决者。每天，医生、导医、实验室技术员、服务助理、技师和任何参与服务患者的人员，都在解决卫生保健系统产生的问题，因为这些卫生系统在最初没有按起点到终点（将异常或危险的身心状况完全转化为健康）来设计，或者之前的设计已经不再适合当前的情况。

每个患者都是不同的，每家医院和卫生服务都是在自己独特的环境下工作。但是当某一类问题反复出现时，接下来的三章描述的策略会十分的有用。

显然，干预最重要的起始点不是任何一个特定的策略，它的核心是一种学习和实践。忽视工作人员的技能和经验才是浪费的本质。利用这些技能的最好方法是与他们一起设计实验，这些实验可以通过计划—执行—学习—反应（PDSA）周期的改进来实现。

一、实验与计划—执行—学习—反应循环

PDSA 是由当代质量管理方法之父——Walter Shewart 和 Edwards Deming 提出的质量提高方法。其基本概念强调改进干预措施有四个阶段。

1. 计划做什么。

2. 做改进。

3. 研究其影响。

4. 根据该项研究的结果对所做的工作进行修订和改进。

PDSA 循环是以科学方法为参考的。首先提出假设或关于某事的猜想，然后设计一个实验来测试你的预感，进行实验，回顾实验结果，根据实验结果修改你的假设，最后利用你所学到的知识设计一个新的实验来测试修正的假设。

PDSA 是一种学习方法。发放药物需要精确和仔细。护士巡回发放药物时每个人都可以看到，因此护士发药过程经常被询问信息或传递东西的人打断。这些打断影响了护士的集中力，同时更容易发生药物发放错误的情况。那么如何减少药物发放过程的中断呢？

在一系列 PDSA 循环中，第一个实验干预是在药物推车上放置一个"请勿打扰"的标志。结果是无效的。

接下来的实验干预是护士们在药物治疗巡回时穿上显眼的橙色易穿脱背心。研究阶段的结果表明，虽然这种背心很有效，但是护士觉得穿着背心显得很傻，所以，橙色背心不是一个可持续的解决方法。

接下来的试验中，护士同时穿上了蓝色背心，并放置"药物治疗巡回中，请勿打扰"的标志，他们的工作状态良好，并且这种做法作为标准被采纳。

有病房认为，免打扰政策已经执行得较好，所以不需要再穿着蓝色背心。他们尝试不穿背心。这一阶段的研究表明，护士的工作没有改变，而患者和其他工作人员发生了改变。中断再次发生。病房重新使用背心，则中断减少。

如果没有被询问有什么新方法而是直接要求，人们是抗拒改变的。他们担心这种变化会使事情变得更糟，而且他们将花费时间和精力寻找方式适应变化。PDSA 承诺建立授权和权限，因为所有做实验计划的人，需要确保实验和出现新进展的权限；要求用充分细节描述的实验，需要授权人签字确保通过 PDSA "做"贯穿实验；对实验结果进行报告使得研究具有强制性。

在流程再造的早期，我对类似于"实验"这样的说法感到不舒服，我把它与我在攻读博士学位时早期练习中所做的各种实验联系在一起，我担心这会疏远没有强大科学背景的人员。但是后来我重视这个词语，因为它表达的事实就是，如果提供合适的机会，每一位卫生保健参与者都可以找到新的方法解决他们遇到的问题。与其说，"第一次试验是什么"，不如说，"让我们尝试一些东西，并且在尝试中学习。如果我们第一次尝试失败并没有关系，只要在尝试中不断评估和学习"。

优秀的科学家知道他们的实验要达到什么目的。定义流程再造实验的目标，确保其影响将得到适当的评估。

二、目标

你正在处理的再造项目的目标是什么？它是否可以让过程更快，更容易完成，更少发生错误，获得更优的成本效益，或者上述所有都可以实现？

人们常说最好的目标是 SMART 目标：S：明确的；M：可测量的；A：可实现的；R：有关联的；T：有时限的。SMART 目标驱动改变。在 2000 年颁布的英国《国家卫生服务十年计划》中，政府为英国医院急救部门制订了一个 SMART 目标：98％的患者应在 4h 内完成急诊部的流程。这个规定有很多争论，但是这个目标本身是明确的、可测量的、可实现的（绝大多数英国医院已经实现），有利于减少拥挤和延误，而且是有时间限制的，因为医院被告知必须在规定时间内实现这个目标。

2002 年，Flinders 医学中心的急诊科遇到困难的时候，我们一群人参观了伦敦中心已经达到 4h 目标的几家急诊科。这些部门都是忙碌的场所，工作人员一致描述了 4h 的目标是如何把急诊科从战斗区域变成更好、更安全的工作场所。

4h 目标的特别之处在于它是一个流程再造的目标。要达到在 4h 内完成患者转移的目标，从开始到结束的工作必须流畅和高效。这个目标不是告诉人们怎样去做，而是定义了一个未来状态，并把它留给了了解这个工作，也知道如何实现从现在到未来的人。

构建愿景是流程再造从诊断阶段转移到干预阶段的核心。诊断阶段描述了当前状态。它使得再造者和工作人员共同了解当前发生的事情，帮助他们确定 SMART 目标，实现授权者批准这一目标。再造项目问题界定、诊断以及分析中需要做出改变的人员获得去达到目标的授权后，剩下的问题就是该怎么完成了。

（吴　昊　译，王晋豫　赵新月　校）

Part 16　策略一：价值流、批量流程及持续流动

流程再造总是受困于相关管理者和领导总是处于一个非常匆忙的状态。在多数医疗系统中，职位越高就越有可能在独立办公室办公。所以常常发生这样的状况：一堆人带着问题来约见领导，前一个约见还没结束，助理就已经在门口等着打断领导，以确保下一个准时开始。成功约见的人都希望得到解决方案的指示，而且问题越严重，这种需求就越迫切。

打个比方，匆忙的管理者就像食谱一样：想要获得"完美接诊"，取一千克"候诊患者"，混合两勺"分成三组的分诊"、加上"一位管理者"、添加"优质服务的绩效管理"，然后烘焙两小时。

假设所有的"原料"（患者）是相同的，所有的"烤箱"（卫生保健系统）也是相同的，最重要的是，连所有的卫生保健"厨师"（医护人员）水平也相同，那么食谱式的管理没有任何问题。

根据经验，只有在管理者面临的组织问题非常少时这些条件才成立。组织问题涉及的人数越多，食谱式的效果可能就越差。卫生部门管理者的客户包括政府官员，他们要回答政府官员问诊中的问题，而问诊流程是否取得进展由政府官员裁定，这就让事情变得更加复杂。政府官员这一特殊客户群体通常对事情变得复杂或者困难的原因不感兴趣，他们只想要结果。

调和高级政府官员想要的业绩与当前和未来患者的需求以及员工需求是非常困难的。这就是澳大利亚首席卫生服务执行官的平均任期仅约为2年的原因。他们当然总是很匆忙了。

可持续的再造并非按照食谱操作，而是比学习烹饪困难得多的流程，是依靠烹饪技巧让手头的食材满足有营养需求的就餐者的需要。

像再造基本烹饪流程一样运用精益思想考虑医疗流程再造策略，"如何使用煎锅？""如何烤蛋糕？"以及"如何准备烤肉？"这里举了几个例子说明如何将这些烹饪技巧应用于实践，但目的并不是让医院或者卫生服务一步一步遵照做出食

谱，仅仅是用来说明如何运用烹饪技巧。例子的重要作用在于其采取的策略，而非细节。这些策略是使用你自己的食材，做出医疗流程再造这道大餐的烹饪技巧。

一、使全流程可视化

诊断阶段的结果应当是对当前流程步骤的理解，而将这项工作视为旨在为患者提供价值的一系列流程步骤本身就是一种介入。人们通常流于习惯，无论日常生活有多混乱都觉得是正常的，因为你习惯了你的生活方式。只有当你伴侣的父母第一次要来家里时，你才会发现有那么多清洁工作要做。

我用全流程图评估了一家医院的急诊科。医院位于某地区中心，其放射科服务外包，放射科技师下班时间为晚上 8：00，之后电话待命，如果晚上 8：00 以后打电话把他们叫回医院则费用很高。

全流程图这一工具明确指出，为无生命危险的患者进行分诊和初诊通常需要 1h 以上的时间。全流程图同时明确了标准做法：如果一位可能骨折的患者晚上 7：00 以后来到急诊室，伤势不是太严重（例如可能是扭伤），便不用拍 X 线片。用石膏板固定肢体，同时要求患者第二天早晨过来拍 X 线片并接受进一步治疗。这免去了下班以后打电话叫放射科技师回医院的费用。无论这个流程为临床和经济带来了何种好处，工作人员仍表示这确实已经导致急诊室内与流程本身无关的一些愤怒的场景。

我猜想愤怒场景发生在让患者回家的那一刻。工作人员解释："不是的。这里是乡村小镇，人们比较能够接受，而且我们也确保缓解了患者的疼痛。"我追问："那患者什么时候会生气？"工作人员回答："当他们第二天回来时。"我不解："怎么可能？"

我发现医院有个严格的规定，在分诊时将急诊患者分为五个类别，从第 1 类（有生命危险）到第 5 类（可以安全等待 2h）。无论数字较高类别的患者已经等待多久，只有当数字较低类别的患者处理完毕时才能轮到他们。告知第二天早晨再过来的患者在临床上是安全的，因为肢体已经用石膏板固定，而且没有剧烈疼痛。从技术上讲他们属于第 5 类患者，在接诊前等待 2h 是合乎规定的。实际上，如果赶上急诊科早晨忙碌，在做 X 线检查并完成治疗前可能要等待更长的时间。在等待期间，他们看到比自己晚来的患者却先接受治疗。晚来的患者并没有生命危险，但因为一些小问题被分诊到第 4 类或第 3 类中，而不是第 5 类。如果在候诊室中有第 3 类或第 4 类患者，无论等了多久也不会轮到第 5 类患者。

　　毫无疑问，打着石膏的患者愤怒了。"昨晚我就排队了，你们让我今天早晨再来，现在又让我排队。比我晚来的人都比我先看。说实话他们也不像快要死了。你觉得我没其他事儿做吗？这是怎么回事儿？"

　　当我们从全流程（即从患者的需求开始，到患者的需求被满足结束）来看，将每一步骤视为整体流程中的一部分，就可以看出这状况的荒谬了。只要第二天早上的排序灵活一点儿，就很容易确保前一天晚上来过的患者能够及时就诊。

　　还有更糟糕的情形，比如：患者通道处有很高的台阶，轮椅无法通过，又没有坡道。当我问及如何为坐轮椅的患者解决这一难题时，现场的工作人员指了指大楼一侧高过头顶的大标志，上面写着"小心台阶"。没有人为患者的全流程负责。

二、切分成价值流

　　全流程可视化是关键的一步，但是仅这样还不够。我们每次都会发现，将现有流程分解为特定的价值流是非常有用的方法。使用坐标轴图：短时和长时、有计划和无计划（图 16-1），能够有效地把流程切分成价值流。

（一）短时和长时

　　流程再造始于原材料（例如：患者的担忧、药品运送到医院库房或手术室时间表），并将其一步步转化为有价值的健康结果。短时价值流流程中每个环节的转变都有短时且相对明确的行为结果，而长时价值流流程中每个环节的转变结果长时且复杂，伴随着很多可能的变化和不确定性。

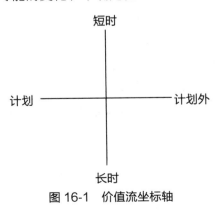

图 16-1　价值流坐标轴

长时和短时都不是绝对的，必须在特定的转化和相关背景下考量，绝对精确的短时和长时难以定义。流程再造是一项实践，大多数再造方案的参与者看到流程时都会知道这是个短时流程。

用"短时"和"长时"定义比用"简单"和"复杂"等术语更合适。在医疗卫生行业，真正简单的事务很少。由于高度熟练且相对标准化的动作取代了原来复杂、非高度熟练的步骤，流程已经变短。

有个很好的例子，目前切除阑尾已经普遍使用腹腔镜手术，不再采用开放式手术，而过去治疗阑尾炎需要开腹手术并住院多日。几年前，位于 Flinders 医学中心的再造小组与澳大利亚精益医疗网络及澳大利亚精益企业联合组织了全国精益思想流程再造大会。位于澳大利亚另外一个州的某医院的高级人员计划出席会议，不幸的是，在前往会议乘坐的飞机上，她胃部剧烈疼痛，直接被送往 Flinders 医学中心，住进了急诊外科短时病房。她早晨入院，当天晚上腹腔镜下切除阑尾，24h 后出院。她休息了几天后，写信告诉我们治疗流程顺畅。虽然短时，但并不简单！

去除向内生长的趾甲也是个短时流程，通常在局部麻醉下进行。如果趾甲导致了患者体内感染，去除趾甲是必要的。在我实习期间，这是一项分配给新来的外科实习生的工作。我认为我当时处理得当，但是实习生和经验丰富的整形外科医生在做完趾甲移除后的美容效果是不一样的。短时属于流程再造问题，它和流程的排序有关，而医生采取的具体操作步骤属于专业问题，而不是再造问题。

（二）计划内和计划外

计划内的工作是可以提前计划的工作。以护理为例，传统观点认为可以提前24h 计划的护理流程为计划内流程，因为正是卫生系统决定了开始"处理"的时间点。

计划外工作是指由患者（终端用户）决定某种异常、身体或者精神处于危险状态转换时间点的工作。我们将在第 19 章中用更多篇幅讨论这个问题。

描述计划内流程和计划外流程更加传统的方法是讨论工作的可选择性和紧急性。"可选择的"一词带有任意性和选择性。许多有计划的治疗流程绝不是任意的，癌症手术可以计划，但不是任意的，这就是我选择用"计划内"和"计划外"这两个术语的原因。

（三）分解、分割

将现有流程分解为价值流然后再重新设计流程的策略称为分割。一般而言，考虑分解或分割都是有用的。图 16-2 是通用的价值流。原材料（患者、血液样本、预付系统订单等）到货；按照原材料接收有生命的人或者无生命的物体；然后检查对原材料的计划安排是否与可能涉及的处理流程兼容；可能拒绝并转移到其他地方，也可能接收并处理；处理结束时，原材料准备出厂（回家或者进入下一环节），材料继续流动。

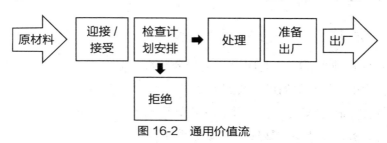

图 16-2　通用价值流

在价值流分割中，首先将原材料分类，然后使用某种规则系统或者标准流程将原材料分配给特定的价值流。价值流分割如图 16-3 所示。

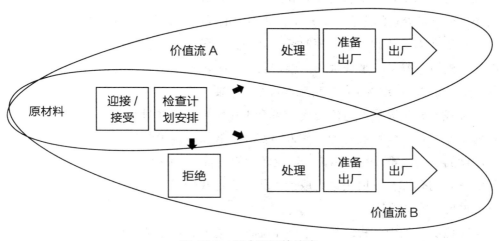

图 16-3　两个通用价值流

长时间以来医疗行业在日间手术室等场所使用以上概念，例如在诊室或者其他特定环境中评估患者，然后将患者分类，分成适合在日间手术室进行管理的患者和需要住院一日或多日的患者。分配到日间手术室的患者的日常处理容易进行，处理流程基本是标准化流程。

用于矫形手术，例如膝关节镜手术的日间手术室，每天可以更新两三组患者。

多功能手术室可以一天用于骨科手术，第二天用于肝胆外科手术或整形外科手术。本书后面的案例研究将展示如何将这个概念扩展到其他计划外的工作领域。

在计划内工作中，最初的接诊、检查、解释和分配通常在治疗区域的不同位置、与实际处理的不同时间进行。可以利用类似的方法将计划外工作进行分割，然后在处理后立即进行分类和分配。

（四）高强度

医疗行业从业人员往往聪明上进又十分勤奋。他们喜欢挑战，容易被困难又特别的工作吸引。虽然他们可以找到更加容易的工作，但那些工作单调又缺少激情，所以他们专注于高强度的工作，并且真正做到高效。这不仅意味着为广大患者提供了良好的服务，还要为非常规工作腾出时间。

在大多数急诊科，只有极少数患者需要大批医护人员进行复苏。60%～70%患者的问题有限，完全可以在急诊内处理，其余30%送往医院内其他科室处理。但是让急诊的工作人员将时间花在那些大量可转出的患者身上并非易事，他们只关心需要立刻处理的患者。这份工作并不像电视剧中的生死情景那样令人兴奋。

再造者需要找到大量的短时流程。找到这种工作流程并集中精力让这个流程顺畅、没有中断、只形成很少的浪费甚至没有浪费，并且为复杂的工作预留足够的时间。第20章介绍了急诊科流程再造的重要成果。

寻找、改进大量价值流适用于每个工作领域，并非只是医疗领域。非医疗行业的工作人员和环境服务的工作人员都曾找我谈过，说起在执行过程中让他们陷入困境的一些困难项目。讨论中，我问他们是否所有的项目都同样复杂，"哦，不是的。我们有许多可以快速完成的工作，但是我们发现，在工作的过程中我们很难绕过这些困难项目。"

在这次讨论中，我们找出了一个显而易见的方法，即组成一个短时工作小组去处理那些需要快速解决的问题。根据我的经验，短时工作小组应当由经验丰富的人组成。小组成员应该在没有监督的情况下高效地完成工作。而对于经验不足的工作人员，在长时项目上会有很多机会向经验丰富的同事学习，但是短时工作最好由经验丰富的人来完成。短时并不代表简单。

三、流程

流程一旦确定，所涉及的一系列工作环节也变得清晰后，相关工作组就可以将注意力转移到改善处理流程上了。改善流程是精益思想的核心，也是流程再造工作的核心。

首先，任何工作中正在进行的环节都应当与下一个环节相适应。否则，整个工作流程效率将极其低下。

其次，每一环节的生产节奏都需要考虑下一环节的生产能力，否则会出现延迟。因为一个环节中的过量产物在进入速度较慢的环节之前必须先储存起来。不均匀的流动也会导致闲置生产力，因为上一环节的生产材料会让"机器"和人等待更长时间。

制造业中，仓库和储存区域中都有库存，而生产延迟意味着可能会失去订单。在医院，患者也会流失。但患者不是储存在仓库，患者的"库存"发生在候诊室，病房、诊室以及候诊区，都是患者流失特别常见的地方。

我们合作的一家医院中，在长长的候诊患者名单上，有一个患者的名字旁写着"下一位就诊"，当我们问及下一位就诊者的平均等待时间时，预约人员却说，下一位就诊实际上意味着永远无法就诊。因为该医院从来没有向该组患者提供预约服务，但是相关医疗部门不会说医院没有提供相应的服务。而患者怎样才能从这份名单中被移除呢？方法可能只有让议会部长写一封投诉信了！

大野耐一通过改进生产流程计划和协调度提高了丰田公司的竞争力。从一个环节向另一个环节平稳过渡的流程意味着各个环节之间相互平衡，生产节奏与市场相适应。这样的流程才能比混乱、组织不良的流程更加安全。

（一）节拍时间

许多关于精益思想的文章强调了节拍时间的重要性。Takt 一词源自于德语 taktzeit，可以译为"周期时间"。节拍时间是一个固定时间，在这个时间内，需要完成一个流程中的所有环节。每一环节的时间都是相同的。如果每个环节都在这个时间内完成，就不会有延误或滞留。问题是如何设定节拍时间呢？在流水线生产中，周期时间由市场决定。下面举一个简单的例子来说明基本的概念。

1. 公司每天销售 100 辆汽车。

2. 生产线每天工作 8h（8×60min = 480min）。

3．减去 80min 休息时间，可用流程时间为 400min。

4．要生产 100 辆汽车，所以每辆汽车要在 4min 内下线才能确保每天生产 100 辆。

5．为自然转换留出富余时间，所以将节拍时间设为 3.5min。

6．公司将每个环节的处理时间设为 3.5min。

如果生产一辆汽车需要 10 个步骤，每个步骤需要 3.5min，则生产任何一辆汽车都需要 35min。所以在开始工作 35min 后第 1 辆汽车生产完成，350min 后第 10 辆汽车生产完成。

如果某个环节需要的时间超过 3.5min，则需要耗时较少的环节来平衡。如果一个环节需要 7min 或者 10min，这个环节必须重复 2 次或 3 次，供 3.5min 完成的环节使用。以此类推，逐个环节平衡。

生产一涉及节拍时间，问题立即显现。一旦发生堵塞，效率会明显低下。例如，在生产线上，如果去维修质量不合格的零部件，生产线就会停止，若用新的零部件代替不合格的零部件，质量将迅速提高。

如果需求改变，节拍时间也要相应改变。如果需求增加，可能需要加班。如果需求下降，工作也必须提前停止，否则生产出的汽车将供大于求。最终，如果生产继续大于需求，就必须降低成品的价格以防止冗余。

在医疗卫生领域，很难制定精准的节拍时间。即便是患有相同原发病的患者，其年龄、既往史、疗效也都不相同。对于存在大量计划外患者的医院，病历数量每天都不同。在这种情况下，我们可以按照节拍时间工作，但是会有些困难，这也需要把计划内和计划外的工作分开。然而，按照生产线平衡生产、均衡流动这些概念是仍然适用的。

流程化生产到一个特定周期时间的前提是个人不能负担过重，不能让一个人承担超过特定节拍时间内的工作量。如果超过节拍时间，将会在这一个点上造成延迟。在一个连续的"制造"流程中，由于一个人应对大量工作导致工作积压，这一个点上的过重负担会导致整个流程延误。相应地，还会导致生产力闲置。因为其他人在等待负担过重的人完成自己的任务然后交付给他们。生产线平衡涉及工作流程的构建，可以通过在各个流程环节之间重新分配工作或者为更大的工作量增加额外的工作人员来让任务均匀分配。

（二）接收

所有急诊负担很重的医院都面临着如何 24h 提供服务的问题。常见的做法是将大部分患者分配到一个"医疗小组"，这个医疗小组由医务人员轮流值班，但这样做就会面临每轮的工作量均不相同。其中一个医疗小组向我们解释了这种情况：在接受日第 1 天，工作小组成员 24h 待命，努力适应患者的入院节奏；接受日第 2 天，由于急诊没有足够的空间容纳所有需要入院的患者，他们不得不飞奔于医院的各个区域为患者做检查；接收日第 3 天，他们努力把患者转到相应的科室病房。第 4 天，他们要去检查患者的病情进展，总体上将各种患者进行分类；到了第 5 天，患者的病情开始平稳，有些患者已经可以出院。在这 5 天的接诊结束后，紧接着他们又开始了下一轮接诊。

这样的接收系统导致了在不同时间、不同工作组内分配的工作量十分不均衡，由于所接收患者的组成不同，工作量的变化也就无法预测。

经过大量讨论，参与 Flinders 医学中心接收系统的综合医疗组，决定使这条"生产线"处于平衡状态。他们重新制订了接收系统：每天早晨 8：00，接诊所有之前 24h 收治的患者，并根据每个小组当前的工作量将患者分配到各个小组中。这样做的目的是平衡工作量，让每个小组的患者数量大致相同。在新的系统中，各个小组每天都要接收新的患者，而不是四五天才接收一次，但是大家的感受却比以前要好。正如其中一位使用了新系统的高年资医生所说的那样："我们比以前更忙，但不觉得忙乱。工作更加平稳，但感觉更公平。大家的工作量都差不多，等在外面的患者少了，我们四处奔跑的时间也减少了。"当然，为了让新的接收系统真正发挥作用，需要给各个医疗小组施加压力，才能保证团队的所有成员都遵循这个规则，而不是抵制接收新患者。只是不管工作量多么平衡，许多工作人员都会对原有的工作模式保持一种情感上的依赖，因为他们一直都是这样做的，并试图寻找机会把原有的方式再运用起来。

四、批量流程

在流程再造中，总体原则是围绕可预测的需求模式组织工作流程，而不是适应机构中员工的偏好。这一策略影响再造的许多方面，特别是减少对批量流程的需求。

人们很自然地从自己的角度去看待世界。相对于他人，更加看重自身的时间和便利。由于患者和医务人员之间存在知识方面的不对等，所以医疗行业更容易出现这种倾向：高度重视医务人员的时间和便利，而不重视患者的时间和便利。

接诊骨折患者的诊室通常很忙。肢体有骨折的患者可能需要在急诊室留观 1 天左右，以便检查石膏情况并进一步接受 X 线检查，来确保所有诊疗都能按照计划进行。检查通常在骨科诊室完成。

组织骨科门诊的传统方法是将所有患者的预约时间都定在上午 9：00，患者同一批到达医院，这样就不会浪费医生的时间，因为总有患者在候诊。但是患者无论什么时间到达，都要花上几小时才能看上病。

要求患者同一批到达，然后等待很长时间，这验证了医生的时间是有价值的，而患者的时间是没有价值的。即使医生的薪水由大众患者支付，这样的流程仍然没有去尊重大众患者，这真是一种无法接受的观念。

批量的一般结构是一个流程包含多个环节，环环相扣，特定环节的处理在批次内完成，整个批量全部完成后才能继续下一环节。每天都有转诊到外科病房的患者，外科医生每周批量分诊一次，然后将患者转给预约人员，预约人员 2 天后批量处理，次日再批量发出预约。错过外科医生的分诊，就要等上整整 1 周，更不用说其他延误了。在批量处理中，同一批次中的所有要素都必须等待，待同一批次内的要素全部处理完毕后才能进入下一环节。

图 16-4 为批量处理与连续流动流程的简单比较。该图展示了包含三个环节的流程，每个环节的处理时间为每项 1min。

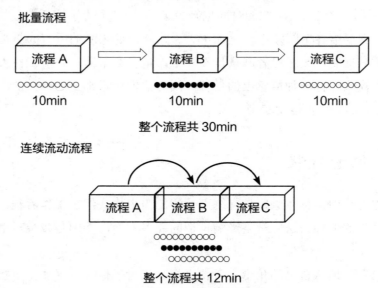

图 16-4　批量流程及连续流动流程

　　批量处理 10 个部件，第一个部件需要 21min 完成（整个流程包含三个环节，第一个部件在第三个环节下线），整个流程在 30min 内完成。如果不用批量流程，而使用连续流动流程，第一个部件将会在 3min 内完成，整个流程需要 12min。

　　医疗行业中有很多类似的批量生产，只是为了方便"生产者"（医务人员），而不是从整个流程来考虑。我拜访了一家医院，这家医院的医生全部为兼职人员，医生在公立医院工作的同时也开展个体诊疗。他们早晨来到医院，批量接诊公立医院的患者，然后进行他们的个体诊疗活动。在工作时间快结束时再回到医院批量查房，告知患者是否可以出院。结果患者的出院时间平均延长了一个工作日，这让护士和患者都很难接受。

　　批量流程不止涉及决策，在大多数医院，"预付"用品是从预付清单或者库存物品清单中订购的库存，该清单反映的是病房常用的物品。

　　病房补充库存的频率通常为每周 1 次。如果备用清单上的物品是常用品，如毛巾、垫子、纸巾和棉签，则需要在病房储备大量库存。因此，病房需要很大的库房空间，这很容易出问题。尤其在冬季繁忙的时候，经常出现库存不足。尽管年年如此，但是每年冬天库存不足时还是感到惊讶。病房物资用完了，工作人员要么花时间从其他病房"借用"，要么重新订货，补充库存。如果护士必须离开病房去取重新订购的物资，就占用了护理患者的时间，这意味着在最需要护士的繁忙时刻减少了在岗的护理人员。

　　我拜访过的一家大型地方医院提供了另外一个关于批量流程的非临床例子。这家医院的门诊离主楼很远，而患者的病例全部保存在主楼。由于患者名单通常在前一天很晚的时候才确定下来，按照惯例，会在第二天将病历送到诊室。但因为距离太远，无法用手搬运，所以需要小货车运送病历，然而货车司机不愿意浪费时间和汽油，要攒够一定的病例才送出一次，这就导致了从早晨到中午的就诊患者无法看到病历。如果患者突然出现在诊室，就根本没有机会拿到病历。

　　完全消除批量流程并不容易。但是，一旦人们意识到这个问题，便可以大幅减少批量流程，更好的运行这个准则便可以减少延误。

五、改善流程：去除、合并、减少和简化

减少或去除批量流程是改进流程通用策略中的一个步骤。

1. 从头到尾查看流程的所有步骤。

2．通过改进流程或者去除流程减少浪费。

3．合并重复的环节。

4．去除可能存在的批量流程。

5．如果无法去除就缩小批量流程的规模。

6．尽量让流程简单。

去除浪费是个很好的开端，在流程再造开始的时候，我们就处理了挂号处的所有文书工作，然后又处理了急诊科接收患者时用的文书。

就在我们觉得已经完成了全部工作时，一位工作人员说："16 岁以下的患者还需要填写儿科入院表格。"我们很奇怪："为什么有通用表格还有儿科入院表格？儿科入院表格上有什么额外信息吗？"工作人员说："实际上没有什么额外信息，只是通用表格上的部分信息版式不同，多了儿科标签。""那这些表格有什么用处呢？"工作人员并不清楚表格的用处，只知道每月收集一次，送往档案部门。我们询问档案部门这些表格的用处，他们回答说会在年底将这些表格作为档案归档，存放 3 年，然后就销毁了，实际上没人要求查看。

似乎是因为几年前儿科入院出现了问题，所以创建了一个新的表格。而当问题解决后，已经不再需要这个表格了，但是没人告诉工作人员停止使用，工作人员也没有权利让患者停止填写，即使表格已经明显没有用了。

在管理者的支持下，经过长时间的讨论，工作人员才同意尝试不再填写儿科入院表格。作废表格意味着多年的时间和精力白白浪费了，这让工作人员很难接受。但是经过 1 个月的试运行，没有发生任何糟糕的事情，因此每个人都同意作废儿科入院表格。

这个故事和医疗流程再造很相似。问题发生了，错误出现了，就增加一个审核步骤，事实上一旦问题得到解决，就不需要这个审核步骤了。但是停止一个多余流程要比添加一个流程困难得多，即使产生额外流程的问题已经得到解决。

医疗行业充满了在特定环境下产生的附加流程，但是附加步骤往往弄巧成拙。如果每个环节的错误率有 5%，整个流程有 10 个环节，那么完成整个流程时，可能出现的错误率至少为 50%，这就进入了恶性循环。由于流程比较复杂，所以容易出错；由于容易出错，就增加了额外的检查和纠错环节；由于每一环节都存在错误率，出现错误的可能性不会降低。额外的环节会增加自身的错误率，所以错误仍然存在。以此类推，周而复始。

◎ 冗余

但是额外的环节并不总是浪费。安全系统中的冗余是指某一系统中关键组件的复制，以提高系统的可靠性。例如许多医院都有"镜像服务器"，用于复制存储在重要计算机系统中的信息。镜像服务器放在远离医院的位置，以便在发生灾难时与患者相关的信息不会丢失。

更为普遍的是，在医疗任务中，例如在手术前正确识别患者和手术部位，会在其中建立人为的"冗余"：不同的工作人员要求患者说出自己的名字，并指出手术部位，希望确保手术部位正确。

但是很多浪费和重复就只是浪费。去除浪费可以产生生产力，并改善工作人员在工作日内的状态。

（陈　喆　译，王晋豫　赵新月　校）

Part 17 策略二：有针对性的干预——5S，可视化管理和可视化系统

一、5S

医院里谈论"手术精确度"很常见，但很多地方却是严重混乱的。5S 工具是让工作场所变得有序的结构化流程。物品有序才容易被找到，5S 工具不只是让物品有序，而是关于物品如何使用、谁来使用、何时何地使用，以及如何存储和检索能更容易找到常用物品的工具。它是行动中的过程思维，常被用于医院的很多场所。让物品有序意味着如何规范、简化存储和检索流程，以便容易被所有人获取。

5S（表 17-1）是一组日文单词 seiri、seiton、seiso、seiketusu、shitsue（翻译为整理、整顿、清扫、清洁、素养）的译文。5S 包含 5 个有序环节的系统，它让日常工作更加容易管理。5S 用连续的方法阐述流程再造。

5S 是一项实用活动。和所有的流程再造一样，5S 从问题开始。物品混乱，需要整理，这一问题显而易见，但是让物品变得有序的需求只有通过追踪整个流程、明确找东西花费的时间才能显现出来。难以找到常用物品，把原本应该用在增加患者医疗照护的时间花在了找东西上，而不改变流程本身。如果是这样，那么 5S 可能是个很好的开始。因为大多数人都不喜欢在乱七八糟的环境中工作，5S 是进行流程再造非常好的方法。

在第 21 章中描述的正常工作时间以外的工作改进计划中，通过追踪低年资医生的工作才知道他们在寻找输液设备上浪费了多少时间！由于每个病房存放设备的区域不同，存放方法也不同，花在寻找常用设备上的时间是纯粹的浪费。

表 17-1　5S 要素

整　理	取出所有物品进行分类：丢弃、保留、检查
整　顿	按照使用模式建立拿取和存储结构
清　扫	清理打扫
清　洁	结构模式化，存储和检索标准化
素　养	指定存储区域的"所有权"，明确维护责任

　　5S 工具可以通过团队协作发挥各环节要素的最大化效用。一个人也可以使用 5S 工具，例如一位文员使用 5S 工具整理办公区域，或者一位医生使用 5S 工具整理办公室，但是 5S 工具最常用于多人共享的办公区。

　　无论区域多大，5S 都需要一个团队。最有效的团队既包括有 5S 使用经验的人，又包括该工作区域的参与者。最初，5S 专家可能是流程再造者，随着参与者掌握了 5S 工具，就减少了对专家的需求，一线管理人员和工作人员在自己的工作领域实践 5S 工具的情况就会越来越普遍。

　　开始清理一个混乱的区域时，有些物品是坏的，显然已经无法使用却仍然在用，还有一些物品不确定是否能用。一个好办法就是将这些物品贴上标签，并且将标签保留一段时间，日后查看是否有人要用这些物品。整理急诊科时，5S 小组发现一些奇怪的小瓶子和探针。大家都不清楚这些瓶子和探针的作用，于是给它们贴上了标签。当眼科医生来到急诊科处理某些眼部创伤时，一位高年资护师得知那些瓶子和探针是眼科手术所用的一部分工具。这种情况不经常发生，但是一旦发生，便是特别紧急的状况。5S 小组没有让那些瓶子继续乱七八糟地放着，而是为眼科治疗工具贴上了特殊的标签，深受眼科医生的欢迎。

二、把门拆掉，支持流程，尽可能标准化

　　如果实施 5S 的对象是像急诊科或者综合手术区外面的大片存储区域那样的大型综合设施，我们需要找来一个木匠，因为 5S 的首要原则就是把门拆掉。一个关闭的门很容易造成混乱，把门拆掉，让阳光照进来！一旦门被拆掉，就该考虑适用于存储区的流程了。什么是占大容量存储？在大容量存储中东西是否容易找到？东西是否按照逻辑分类？浪费在找东西上的时间和精力是否最小？

良好的系统一旦建立，从中得到的经验教训是否能够应用到其他领域？每个药柜都需要用不同的方式整理吗？存储系统是否容易效仿？对于已经习惯了医院工作但是不熟悉其他特定领域的用户来说，存储系统是否具有可见性？

越容易找到东西，就越容易让人们"拥有"自己的存储结构，并保持有序。

三、可视化管理

医疗工作主要以语言、文字和数字的形式呈现。医生、护士和其他专业人士之间相互交谈及与患者交谈的内容，都记录在病历记录中。如今，文本记录经常带有数字：由诊断检查产生的数字以及现代医院中其他数千种数据资源。过去，尽管越来越多的医院和卫生服务机构开始在计算机内以字节的形式保存医疗记录，但文本和数字最终还是保存在纸上。

我曾担任准司法法庭的兼职委员，听取那些对行政决定感到不满的民众的诉讼。仲裁庭有权发传票，我们经常要吃力地读完大量手写或打印的医疗记录。医疗记录不能代替事件记录。虽然医疗记录有固定格式，但是用来记录一小时接着一小时、一天接着一天的对话沟通却是个糟糕的方法。沟通需要建立过程流，但医疗记录的目的从来都不是如此。因此急需运用符合流程再造和医疗流程的策略补充医疗记录。

（一）可视化系统：符号、标志和信号

"可视化管理"一词通常用来描述运用可视化系统支撑过程管理和过程控制的策略范围。在这一点上，要感谢 Gwendolyn Galsworthy（1997）所做的开创性工作。我和我的同事们已经从中学到了很多关于可视化管理的知识。

可视化管理不是孤立的，它是由多种视觉标志和视觉符号组合构成的基础视觉系统。视觉系统中的内容和形式通常是分开的。代表形象声音领域形成的形式通常称为能指，而实际代表的内容则称为所指。交通信号灯是通用的可视化系统，控制着街道和高速公路的交通流量。形式是一个带有不同颜色灯光、按照预定顺序工作的灯箱。内容是停止（红色）、注意（黄色）和通行（绿色）。能指和所指组合在一起创造了象征性系统，例如交通信号灯。

一般来说，可视化符号可以分为指向某些东西的符号和包含特定内容的符号。如果我被困在孤岛上，一架飞机从头顶飞过，我点火，希望烟雾能够成为指向我存在的符号。但是烟雾的指向信息模糊，可能是有人居住，也可能是自然现象。

如果我有照明弹，我可以发射红色的火光，明确指示我的存在和我的困境。虽然在临床医学的许多领域信号和符号的区别非常重要，但是流程再造中的可视化系统经常需要信号和符号相互结合。

简单的书写符号和更加复杂的可视化符号可以指示事物的状态，指导观察者理解标志或符号的所指内容，确定需要采取的和所指内容相对应的行动，有时可以采取命令的方式。

（二）状态

可视化系统可以指示对象或进程的状态。由于红色与热和火之间存在联系，所以往往代表危险或谨慎。汽车的刹车灯亮，这是刹车状态"开启"的标志，汽车很可能减速。感应式壶盖在活动状态时不会改变颜色，需要一个标志，通常是红色的灯，来表示状态为"开"。

心电图监测是更为抽象的可视化系统。心脏是一个非同寻常的自然泵，肌肉活动来自窦房结的电脉冲。激活之后，肌肉极化，用放在胸部皮肤上的电极收取心脏电势的整体节奏变化，并在纸张或屏幕上重现扫描图。心脏基本功能的表征（能指）的形式是可视化的痕迹；也可以是一连串嘟嘟声的听觉表现。内容（所指）是心脏的状态（搏动或静止）以及心脏肌肉组织和电子控制的功能。心电图可以短时间记录，也可以连续记录在心脏监护仪上。心脏监护仪常见的问题是电极脱落，脱落时发出响亮的警报信号。问题在于，从听觉信号中不一定能够区分电极位移和心脏停搏。虽然工作人员能够容忍虚假警报的声音，但正如前面所讨论的那样，这些警报可能会成为患者和其他访客的困扰。

在技术水平低下的情况下，忙碌的病房或者部门里在任何时候都能听到这样无休止的对话："我们在哪里见 Smith 先生？"或者"你有为 Jones 女士转诊吗？"第 22 章中关于可视化管理的案例研究描述了行业内广泛使用的信号系统，说明跨学科转诊（开始、过程、完成等）的状态。

（三）指示

可视化系统不仅可以告知，还可以指示。道路标志中既有信息又有方向（例如，"距离曼彻斯特出口 15km"），同时还能定位（在街道尽头和主要十字路口用文字板标识达勒姆路）。医院和卫生服务部门充满了试图将患者引导到指定地点的标志和将患者引导到目的地的标志，如 6G 病房。"找路"一词是为了让你能够在医院中找到想去的地方。医院越老，多年来修改的次数就越多，也就越难找到路。许多医院采用画在地板上的彩色线条等可视化系统，将访客从入口引导到"接待处""急诊室""病房 C 区"等地点。毫无疑问，大型机构将及时提供电子地图软件，让访客能够在类似谷歌地图的软件引导下找到路。

（四）功能可见性

很多可视化管理策略的基本原则都可以回归到认知心理学重要人物 J.J.Gibson（1979）的见解上。在谈到环境的可供性时，Gibson 将其定义为"隐藏在环境中的全部表现"，但是可以更简单地理解为带有提示性的环境特征。设计师 Donald Norman（2013）进一步发展了这一理论，讨论了如何通过良好的设计让人与物之间建立起相互关系。一些物品的设计具有"良好的"（即容易识别的）可供性，告诉你怎样握住、怎样使用，而另一些物品在可供性上还有待改进。看到有把手的门，我们本能地认为要拉开，看到平板门，我们本能地认为要推开。医疗行业有很多可供性良好的物品，告诉你如何握住、如何打开、如何使用（手术刀、注射器、药盒、大量病例等）。有一次，我在某医疗机构出诊 1 周。作为临床医生，要执行国家文件编制规划，临时要求我们收集一套标准化患者临床信息，而且必须使用特定的软件程序来收集。在医院的计算机系统上执行时，需要打开 6 个不同的窗口，而且顺序难以记忆，完成表格的时间几乎与看患者的时长一样。

环境可供性的概念可以扩展到更广泛的环境特征。如果环境包含良好的可视化管理系统，环境会"告诉"你在哪里能够找到东西，"告诉"你东西的去向，"告诉"你下一步应该做什么。为了确保最大限度地发挥作用，在停车场地面涂上线条，指示汽车应该停放的位置。"白色的线条"这一标志表示停放汽车的正确方向和位置。过线意味着停错了位置。环境告诉司机如何使用停车场。

但是在医疗行业，现成的设计很少，通常是任意发展的。找到一个能够提示下一步做法的医疗环境并不常见。但是想象一下，在等待机器（X 线）、人以及分诊护士的等候区，患者不知道需要等待多长时间，工作人员也不清楚谁是下一位，不清楚哪位患者还需要等上很长时间才能就诊。现在想象一下，在分诊台旁边或 X 线检查室旁边的地面上画一些方块，每个方块都足以放下平车（可移动患者的手推车）。每个方块都有编号，人流移动，方块和平车不断更新。方块可以告诉工作人员平车到达的顺序，也可以让患者清楚还要等多久。如果有比你晚来却比你先就诊的患者，你也是能知道的。

可供性不仅仅适用于固定的符号。患者出院时必须填写各种表格和文件,还要取药。一家医院开发了绿色箱子系统,用来管理出院相关文件。医院所有病房的护士站都有一排小绿箱子。每个小箱子正面都可以夹放患者名字。小箱子是"出院"箱,告诉患者应该将特定患者的所有出院文件放在里面。环境提示患者,"将病历和出院文件放在箱子里,而不要放在办公室或者架子上的某个位置。放到其他位置会浪费时间和精力,而且耽误出院时间"。

(五)命令

有些标志或符号有时从指引变为命令。在可能将疾病传染给其他患者的感染患者的病房门上或门帘上有明显的标志:"停! 穿上隔离衣再进入。"穿隔离衣的标志指示工作人员采取措施避免成为感染携带者,同时也保护患者不被已经感染的工作人员感染。

四、理想的可视化管理系统

理想的可视化管理系统应当简单、易懂、大众化。应该是让所有用户,从高级顾问到初级文员,都能够理解并正确采取行动的信号系统。奏效的可视化管理系统应当是由使用者设计和开发的系统。如果给予机会,医疗工作者的聪明才智是无限的,只要在可控范围内。第22章专门描述了特定的可视化管理项目的开发。

各种数字媒体必然将越来越多地运用可视化管理系统。系统非常具有吸引力、具有创新性,而且振奋人心。危险在于数字系统疏于管理用户。系统真正的有用之处在于反映用户的需求,而不是反映软件开发人员的热情。作为流程再造者,我和我的同事们喜欢用白板、破纸板、廉价的彩色塑料箱、钓具箱以及一切负担得起又可以利用的存储解决方案。在由标志和符号的使用者设计并管理的一系列PDSAs 中,使用者可以根据需求通过验证、测试、修改、保留或废除来进行试验。深入理解流程后,如果仍然由用户负责开发,那么数字系统将具有很大的价值。流程再造需要利用用户的力量。

如果软件作者给你一份系统"设计单",他回去后可以给你开发一个系统。但是请当心,控制将从用户转移到软件工程师,结果就变得不可控了。

（程　琪　译,王晋豫　赵新月　校）

Part 18　策略之三：排队、优先处理、容量和需求

这一部分我们来聊一聊排队。排队可不是一件美好的事情，对患者来讲排队更是难以忍受。1971 年，由 Paddy Chayefsky 编剧，已故明星 George C. Scott 主演的影片 *The Hospital* 将医院的这类不良事件搬上了银幕。在影片中，一位袭击者将护士打晕，为了不让人发现，他将这名被击晕的护士放在了放射科等候区的担架上，为什么这样做呢？根据影片介绍，在那里静静躺着等候 5h 是很平常的事。这多少有些夸张，但影片中另一个角色之死也提示和医院漫长的等待有关系，那名角色死在了繁忙的急诊室等候椅上，甚至死亡后数小时也没有被发现。

现在一些医院已经成为超级专业的"治疗工厂"，像疝修补、髋关节或膝关节置换这样的外科手术在治疗上十分单一。为了能够使患者适应这种标准化的治疗，这些"治疗工厂"会非常仔细地对患者进行筛选。通过这种方式，专业化的"治疗工厂"可以像其他制造业或服务业一样，对他们生产的产品有稳定和可预测的单一需求。

对于不满足需求的其他人，特别是进入一家急诊压力大的公立医院，里面挤满了患有各式各样疾病的患者，排队就不能轻易避免了。但我们可以通过对队列运行状态的持续关注和有效管理，来获得患者适当的理解。

针对排队和排队理论的科学研究作为数学学科研究领域的一个分支，已经有100 年的研究历史了。排队理论及其相对应的运筹学在数学科学中有着举足轻重的作用，在当代研究中，通过建立计算机模型，尝试开发数学算法来反映健康照护领域的真正复杂性。在研究中常常因为数学工具运用的局限和过于简单的假设条件，使得用复杂的数学公式表达假设遇到很大障碍。但是我们可以使用一些容易被理解的初级运筹学知识，对排队进行管理来达到我们预期的目的。这一章，我们会使用一些不常用的术语，读者看起来可能有些生僻，但我们是想将排队理论和实际的健康照护加以区分，从而将原理提取出来，而避免之前假设和偏见的阻碍。

一、Erlang 的呼叫员理论

排队理论是 20 世纪早期由丹麦工程师 Agnar Erlang 创立的，目的是设计一种较为经济高效的电话交换机，以便提供足够的容量来满足电话用户的需要。

在 Erlang 先生所在的时代，大量用户通过电话交换机连入运营商。在那里，接线员将呼入的电话连入相关的电话线路。那个时代要想给妈妈打个电话，从决定打电话到通上话是需要花费时间的。如果在晚上 11∶00 打电话，那会很容易找到空闲的接线员，但妈妈可能已经睡着了。如果在高峰时间打电话，比如周日晚上 6∶00，大量用户都有同样的想法，线路被挤占，接线员忙得不亦乐乎，想要打通电话可不是件容易的事情。相对于过去经常被堵塞的大型机械交换机，即便用现代的数字交换机，想在圣诞节打一个越洋电话，你也需要尝试许多次。

Erlang 先生开发了一些数学公式来探索工作状态和空闲状态的关系，以期当某人希望打电话时能找到空闲的接线员，在通话者适合的时间提供交换机服务。之后，为了纪念 Erlang 先生，将需要提供服务的人员统一称为"呼叫员"。"呼叫员"的概念引入到了交换机的工作（在医院里是为患者提供的医疗服务）和电话局（分诊护士站）这样的服务场所。在更广义的服务场所中，服务持续进行着，就像电话被接通，患者被安置，超市使用的购物篮被不断使用和回收。

Erlang 先生提出了两个可能，一个是当新的作业来到一个繁忙的作业场所时，新的作业将被放弃（就像占线时电话被挂断，患者离开繁忙的急诊室，因为购物篮不足使顾客放弃使用）；另一个是新的作业加入队列中等待进入作业场所。我们将会用公式来表达这两种可能。

根据上述观点，我们来设立两个假设。

1．如果作业场所空闲，新作业来到时可以顺利进行并离开。

2．如果作业场所被占用，新作业来到时则需排队或放弃。

就医院内的一名患者而言，他是医院内服务人群的一个个体。在患者到来时，如果医院内医生、护士或其他医疗服务提供方空闲，那么该患者将会得到及时的治疗，从而离开医院或进入下一个服务场所。用排队理论的观点来看，患者通过一条隐形的生产线完成整个治疗过程。如果在患者到来时医疗服务提供方不能提供服务，则患者要么选择放弃，要么选择排队等待。服务过程中间若衔接不好会有很长的延迟，如不管在急诊室的分诊处还是预约初诊处的延误，患者也会放弃或离开。然而，为了让事情更容易遵循，从这里开始假设医疗服务场所繁忙时，患者就会排队等候服务。

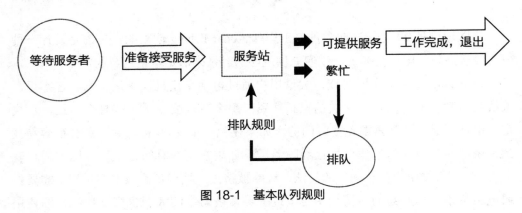

图 18-1　基本队列规则

　　任务（或患者）离开队列访问服务站的顺序称为"队列规则"。图 18-1 以图形的方式展示了该基本系统。

　　大量的排队理论和操作研究关注的是不同类型的队列规则如何影响个体和群体在时间上的花费。不是所有排队都花费同样的时间，医疗健康领域通常包括短时排队和长时排队。短时排队在医院内进行，像急诊室、放射科、门诊部、住院部等。虽然短时排队通常不只是花费很短的时间，但我们依然将它描述为短时排队，因为这种排队是在医院内形成的，患者已经在医院，必须等待医院为其提供服务。

　　长期排队的患者一般在家中或是其他服务机构等待医院的通知，接到通知后再到医院接受所需的服务。长期排队通常也被称作等待列表。

　　短期排队在计划外的工作中很常见。在计划外的工作中，患者直接被送去服务站，即使服务站很忙，患者也不能被送回家，必须通过并完成在医院的非计划工作。医院非计划工作的典型地点是急诊室，在那里，所有患者都必须接受评估，并在离开前（由医生）制订一个明确的医疗方案。急诊室的大门从来不关，相关设备也时刻处于工作状态。

　　在计划内的工作中，医院的医疗服务在完成一次评估之后可以接受转诊或其他治疗请求。将患者的治疗计划放入一个长期排队队列中（即将患者添加到某个等待列表中）。然后由医院来决定将患者从长期排队队列中选出并通知其到医院接受医疗服务。

　　我更喜欢"计划"这个词，而不是通常使用的"选择"。"选择"有一种可自由支配的感觉，暗示患者可以接受也可以不接受。目前，许多治疗癌症的方法都是有计划的，在此期间，治疗过程在医疗规范的控制之下，这种疗法本身很难自由裁量。

如果计划内的工作在医院的控制之下，那么很容易被优先安排在计划外的工作之前，从而使工作人员和医院资源的负担降到最低。但事实并非如此。在假期中，医院用于计划内的工作时间大幅减少，尽管与此同时计划外的工作也会减少，因而可以选择的计划内工作通常会集中在工作时间，而不是在一周 7 天内平均分配。至少在澳大利亚，许多专业协会都会在每年的 5 月和 6 月召开年度会议，导致在此期间医院择期手术的数量下降。而对于计划外的工作而言，并没有显示任何类似的情况，除了可预测的季节性变化，每天的变化微乎其微。

这表明，计划外的医疗需求是人群中个体独立决策的结果，体现在群体水平上则是非常一致的。通过对比，"少数关键人物"对计划内工作的影响更大。

根据经验，在卫生服务的利用上，大规模的服务变化几乎从不因人口的变化而改变。它们通常是卫生系统内部决定的结果。人口数量变化缓慢，因此产生的"工作"数量并没有迅速改变。医疗保健服务的可及性可由拥有行政或临床决策权威的关键个人迅速改变。

患者体验经历的排队队列可以是长时和短时排队队列的组合，也可以是短时排队队列，这取决于所需要的医疗服务的性质。图 18-2 显示了这两种类型的排队队列。

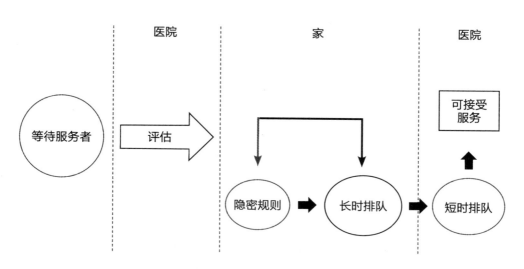

图 18-2　短时排队和长时排队

二、排队规则

（一）计划外工作和FIFO

排队规则各种各样，其中一些比较熟悉。

FIFO代表"先进先出"。你来到一家繁忙的超市熟食柜台，可以从叫号机上取一个号码，当你的号码被叫到时，工作人员就会为你服务。同样，在等公共汽车时，人们会根据到达的时间形成排队队列，在公共汽车到来时，根据排队顺序依次上车。

FIFO是一个典型的排队规则，每个人都能理解。我的父亲是伦敦西部一名独立执业的家庭医生。他的所有工作都用FIFO。治疗在上午9：00开始，从早上8：30开始，患者们开始在前门外排队。他们知道自己到达的顺序，所以一旦打开门，患者就进入候诊室，治疗便开始了。我父亲用蜂鸣器呼叫下一位患者，每位患者都能看到他在FIFO的顺序。

FIFO是简单而且公平的。它最小化了个人在排队队列中等待的总时间，前提是没有后来的人排到队列的前头，如果有，则排队的每个人都会因这个人的治疗时间而增加他们的等待时间。毫无疑问，FIFO是最适合于计划外工作的。第21章展示了移动到FIFO系统的影响，（该系统）可以在急诊室这样的环境中进行。

（二）长时等候排队队列

图18-2包含了一个关于我所提到过的神秘装置的应用，也可以叫影子队列。当患者找到或被推荐到一个医疗服务中心，例如门诊诊所或专科医生服务处，经过评估他们会在未来某个时间需要医疗服务，然后可以遵循两种常见的排队路线，第一种路线，患者被放置在只能由专家访问的影子队列中。这个影子队列对于其他排队队列实体来说都是不可见的，但专家（和患者）可以对其进行支配，它的存在可以对排队队列顺序进行干预，例如到达长时排队的期限（例如，没有患者会等待12个月以上的计划程序）就会有人考虑使用影子队列。影子队列的存在最好被看作是基本排队系统的设计失败，一旦察觉到，应该将它们视为流程重新设计的机会。

第二种较为透明的方法是将作业直接放置在一个长时等待排队队列中（等待列表）。患者在家里等待，直到接到通知被送到医院。在这个长时等待排队队列中，工作是有序的，通知的过程我们会在这一章后面重点讨论。但是患者到医院后，属于计划内工作的患者就会被投入到短时排队队列中而最终得到特定的服务，在这一点上，我看到了医疗服务提供和计划内工作短时排队队列之间的关系中存在的各种各样的问题。这些问题在任何类型的服务环节都有，但最明显的是在诸如手术室和门诊等场所。

（三）最短服务时间优先规则

一组患者从排队名单中被选出，等待医疗服务（手术、放射检查等）为他们治疗。由于此期间没有增加新的患者，因此可以使用最短服务时间优先规则来最小化在短时队列中服务的总体等待时间。

当队列中的作业花费时间是变量时，而可用的总时间是固定的或有限的，则最短服务时间优先规则具有最大的价值。常见的例子是手术排队和门诊排队。为手术而等待的患者在手术过程需要的时间可能不同，但是所有患者的手术都需要在一个可用的手术间中完成。门诊通常是新老患者混合在一起排队，他们每个人都需要花费不同的时间来进行诊疗，但所有的患者都被安排在一个固定时间长度内（3h或4h）等待就医。

最短服务时间优先是一个队列规则，在这个规则中，短时排队队列被人为安排好，使那些治疗时间较短的患者在治疗时间较长的患者面前接受治疗。在对情况复杂患者开始漫长治疗前，就已完成对病情相对简单患者的治疗。这一规则对医院的好处可以通过下面的表述予以说明。

图18-3说明了两个基本场景。在场景A中，需要长时间治疗的患者是先完成的。如果把队列作为一个整体，患者在医院总等待时间是585min，其中最长的等待时间是180min。在场景B中，使用最短服务时间优先规则后，治疗用时最短病例是先完成的，在队列中的总等待时间是165min，其中最长的等待时间是75min。在比较短的时间内先治疗用时短的患者还有两个优点：第一，可以减少整个治疗周期中向患者解释需要等待的时间；第二，有时在治疗复杂患者不顺利、需要花费更多时间时，排在后面的患者就有可能被消减，被安排在下一个治疗周期，最短服务时间优先规则也可降低这种可能性。

最短服务时间优先是一个常用的队列规则，它可以用于等候队列中并提高工作效率。也就是说，在没有增加新患者的情况下，治疗工作正常进行，提高效率的任务是如何更好地安排排队队列中的工作顺序。医院病房也可以使用这一规则，患者在排队等着轮到他们住院。这就需要总结等待患者的数量和每位患者住院预计的时间。在新的患者出现之前，住院时间短的患者（通常是出院决定）肯定会缩短其他准备住院患者的等待时间，这不但可以缩短准备出院患者的等待时间，也会缩短急诊室排队准备住院患者的等待时间。

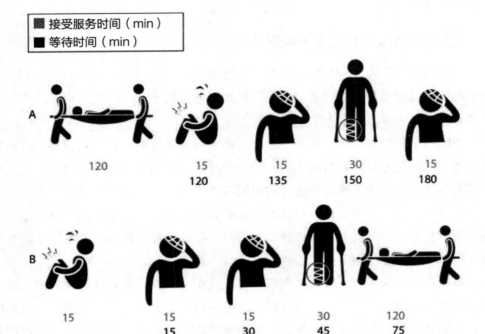

■ 接受服务时间（min）
■ 等待时间（min）

总等待时间 =120+135+150+180=585min
使用"最短时间优先规则"后的等待时间 =15+30+45+75=165min

图 18-3 最短服务时间优先规则

（四）非预约就医与预留空白时间

可以使用许多方法来缩短短时排队队列的等待时间。这些措施包括诊所准时开始接待患者，缩短治疗间隔等。但是，在一个计划好的工作环境中，短时排队中秩序混乱主要是源于非预约就医。社区家庭医生对这个问题非常熟悉。在我小时候，电话在伦敦还不普及，我父亲也不使用其他的预约系统，他在门诊诊治的患者都不会提前预约。如今，大多数社区家庭医生都使用某种形式的预约系统来为他们的诊所服务。但是，很多患者仍然采取非预约就医的方式看病，这就需要预留空白时间为这些患者服务，在没有预约的情况下通过这种办法可以使已经计划的工作时间表不会受到影响，诊所可以顺利运转。

在预留的空白时间就医一般是诊所自行设计的，通常是免费的。预约接待人员不会在这个时间段内安排预约就医，一个繁忙的诊所在一个诊次中可能会安排多段空白时间。并不是所有预留的空白时间内都会有患者，但在其他时间非预约就医的患者可以在所预留的空白时间去就医。预留空白时间也跟处理急诊患者有关，由于处理紧急情况所占用的时间可以用预留的空白时间进行填补，所以诊所的运行不会因急救等突发情况发生而受到影响。

如果只有一段预留空白时间，那么通常会设在诊次的中间时段。如果预留空白时间不止一段，他们会被设置在诊次的三分之一和三分之二的地方。设置太早，它们被使用的概率很小，设置得太晚，则将无法达到对非预约患者的治疗目的。

预留空白时间需要规则。当已预约患者就医的时间占比很高时，我们很容易忽略预留空白时间。预留空白时间是一种倒退，因为非预约就医造成混乱，会让诊所里每个人都增加等待的时间。根据经验，如果非预约者占诊所工作量的10%以上，则会把计划外的工作与计划内的工作混在一起，严重影响正常工作秩序。在这种情况下，最好为计划外的工作创建单独的工作流。这个单独的工作流可以在医院的其他区域完成，也可由不同的团队完成，但这样做通常不具有可行性。常用的策略是将那些计划外的工作"打包"，并把它们放在最后，然后以"先进先出"的方式为这些患者提供治疗。在患者习以为常的情况下，这是一种广泛应用的策略。如今，医疗保健系统正试图建立一个基于预约的诊疗体系，但尽管如此，仍有相当多的患者还处在熟悉的过程中。最终，经过一段时间的过渡期，这个预约的诊疗体系会被建成。

（五）就诊时段的调整

就诊时段是医疗服务机构为特定种类的诊疗工作分配的具体时间。大多数医疗服务机构都有一个就诊时段说明，对不同医疗服务设定了服务时间长度，然后要求医疗服务工作按诊疗时间长度进行。例如，一间诊所上午的卫生服务时间为3h，为新患者提供20min服务，复诊患者提供15min服务。这些服务时长被记录在诊所预定系统的电脑模板中（或写在预定表中）。诊所的范例模板是2名新患者的就诊时长和8名复诊患者的就诊时长，总共10名患者，还有一段喝咖啡的休息时间。

患者并不总是严格按照事先约定的时间报道。有经验的预约接待人员意识到这一点，尝试操作预约系统以适应诊所的需求，比如把2个治疗时间短的患者安排在一个就诊时段。但很多预约系统都非常死板，不允许这样做，造成未按时就诊患者的增加，排队现象也会增加。

解决这一问题的另一种策略如下。

1．确定治疗的最短时间。

2．用最短时间把整个诊疗时间分成相等的时间段。

3．向诊所的临床医生说明下面的内容。

"根据接诊名单，你需要提前了解每个患者需要多少个最短时间段，在就诊之后，你也需要将该患者复诊时需要多少个最短时间段通知预约中心。"

为了说明这一点，用诊所一个上午的诊疗时间举一个例子。让我们假设接诊一名不复杂的复诊患者最短需要用时 5min，将这 5min 作为基本时间段，这样，上午 3h 的诊疗时间共可以分为 36 个基本时间段。临床医生在接诊每个患者时可以根据他们的经验选择若干个基本时间段让患者继续随诊或者推荐其他的治疗。当临床医生习惯使用这个方法后，他的诊所就可以有效地利用现有开诊时间。

在这个例子中，诊所原本设计了 10 个诊疗时间单元用于接诊 10 名患者，当使用上述方法后，临床医生接诊 2 名新患者，分别用了 3 个 5min 基本时间段和 4 个 5min 基本时间段（15+20=35min），接诊 10 名复诊患者，其中 4 名复诊患者每人 5min 基本时间段（5×4=20min），4 名复诊患者每人 2 个 5min 基本时间段（5×2×4=40min），3 名复诊患者每人 3 个 5min 基本时间段（5×3×3=45min）。因此，临床医生可以接诊 13 名患者，而不是之前设计的 10 名患者，还有 40min 的时间来做其他工作或处理突发事件。

许多计算机程序设定的诊所接诊模板都很死板，很难及时调整。根据我们的经验，对于诊所接待员，找一张 A3 纸，将诊所预约患者的情况记录下来，再根据每名患者的诊疗间隙进行记录，这样诊所的接诊时间安排很快就会被制定出来。

所有这一切听起来都很简单，但在电脑预定系统中，仍有许多人为武断的限制，所以还是详细地描述了一下。根据我们的经验，一旦临床医生开始考虑每名患者的实际时间，他们就会开始构建诊所的接诊流程，以达到最佳和最有效的使用时间（见第 23 章）。

（六）精细预约系统

忙碌是人类本性的一部分。当专家们聚在一起，讨论了诸如假期计划和投资策略之类的重要事项后，他们会问到现在的工作情况，这时他们常常说："我最近太忙了。我也不希望患者等待，但我总有做不完的手术。"结果，许多患者只有遥遥无期的等待。

如果医生认为有些患者需要定期查看，在他们看过患者后，就会为其预约 3 个月、6 个月或 1 年后的复诊时间，接待员及时地为患者预约了那个时间。患者需在固定的预约时间过来复诊，医生也对提前数月或数年的预约情况感到满意。但诊所的接诊能力是由临床医生的时间决定的，这是有限的。渐渐地，数月内甚至数年内的可预约时间都被约满了，所涵盖的时期内，已经没有预约能力了，但在不断延长的队列却还在增长。

当一个店主关闭商店一天时，想要购买商品的顾客就会到别处去寻找。如果一名临床医生因健康状况不佳、国内危机、突发事件等根本无法出诊，直到休假前的 1 周才告诉接待员这个情况，那么他已经预约的患者不会因为他不在而离开。诊所在医生休假期间只能停诊，但患者的需求仍在。而这时，这些患者必须被延后安排，但只能放入一个没有空余位置的预约系统中，因为系统中的预约空位都已经提前数月或数年被约出去了。大量的时间花在了将这些患者安排进已经预约满的诊所就医名单中。改变预约就会造成这些患者即使几个月前就已经安排好，但当他们真正就诊时，诊所却没有预约空位，所以将他们被安排在就诊顺序的最后。

还有一种情况，有些患者已经在 1 年前预约，但因为各种各样的原因，他们没有在预约的时间来就诊，导致诊所在某个时段医生无患者可看。针对这个问题，有些诊所会超额预约一些患者，但这也会带来其他问题，因为超额预约的患者没有确切的预约时间，会有短时排队现象的发生，或者有时所有正常预约的患者全部到来，会给诊所带来更大的压力，严重影响诊所的诊疗秩序，并会导致患者不满。

造成上述混乱的根本原因是没有采用精益思想的原则，即从客户的角度出发计算价值。客户需要的是及时的提示和真切的关心。医疗服务提供者需要提前将患者预约情况计划好，在尊重患者时间的前提下，在繁重的诊疗工作中为患者提供一个良好的医疗服务。如果是一个以患者为中心的精细预约过程，那一般提前预约的时间是有限的，比较理想的是 1 个月。也可以约到 1 个月、6 个月、1 年或以后的任一时间，但不要约定固定的日期，在患者实际就医的 2 ～ 3 周前主动联系他们，跟他们确定最终就诊的时间。

一个精细的预约系统需要有以下几个方面。

1．准确地获取患者的联系方式（这一需求依赖于患者登记记录的准确性）。

2．一个在患者接近就诊日期时的通知系统。

3．诊所具备在预约的时间能提供给患者诊疗的能力。

精细预约要比给患者一个固定预约周期，比如数周或几个月的预约更有挑战性。但它可以将比较复杂的变动更精准的实现，因为诊所的诊疗名额不会在几个月前就被占用，而且它可以将空诊出现的概率减少到最低，这样诊所就可以在一天中顺利地运行。时间没有花在短时间内安排了数百个预约患者何时就诊，而是花少量的时间联系那些即将要在下周或 2 周内就诊的患者，更加有效地确认他们可以接受预约的时间，或安排一个合适的就医时间方案。

三、长时排队队列管理

这一部分我们来讨论长时排队问题。一旦长时排队队列中的某一项任务被认为是"过期的"，就需要考虑一下如何使其退出长时排队队列。许多不同种类的医疗服务都规定了患者接受检查治疗的有效时间窗口。如果他们等待的时间错过了这个窗口，他们就会被"淘汰"。一个近效期队列规则适用于此，它会提出一个列表（一个可接受的时间），或者一个有多个不同优先等级的患者名单，其中每个人都有自己可以接受的时间和相应的"到期日期"，但能适时地处理分配各种优先等级却是一个棘手的问题。

把患者从候诊名单上拿下来的问题类似于超市经理在冰箱储存时间上做出的决定。超市中用于顾客选购冷藏食品的冰箱空间有限，为了有效利用冰箱的库存，超市一般会在商店后面建一个很大的冷藏室。每个需冷藏的食品包装上都有使用期限，这个使用期限对于超市经理来说非常重要，自食品从冷库中取出到放在冰箱里出售，他要确保冰箱内食品充足，但也要尽量避免存放超过食用期限的食品。

冷库中的食品使用期限就是一个长时排队队列名单。同样，患者被诊所接诊，安排在手术等待名单上，分配外科手术的优先级，这些都跟实际手术日期无关。实际上，手术日期安排的重点是手术窗口期。

类别 1：手术窗口期在 30 天内（手术要在 30 天内完成）。

类别 2：手术窗口期在 90 天内（手术要在 90 天内完成）。

类别 3：手术窗口期在 365 天内（手术要在 365 天内完成）。

常用的做法是将患者从上面每个类别中选取，按照先进先出的顺序进行安排。也就是说，将每个类别看作一个独立的单元，这会造成单纯为了使每个单元内患者等待时间减少，却忽视了对其他单元的影响，而导致一些患者过早接受治疗，而有些患者的治疗过迟。如果类别 1 的患者数量有限，则此类患者都可以在 7 天内接受治疗。这可能对那些患者很好，但他们会比其他类别的患者提前完成治疗。

另一种方法是，尽量减少患者错过手术窗口期的可能，即患者不是根据等候名单中的顺序排序，而是按照他们距离手术窗口关闭的顺序。查看所有患者的诊疗记录，确定他们的手术窗口期，并确定目前距离手术窗口关闭的时间。

无论这个患者是在什么类别的名单上，只要目前最接近他的手术窗口关闭时间，则优先为其手术。如果类别 1 中有 1 名患者仅在名单上 1 周（但其手术窗口期为 4 周），那么他不会被优先考虑手术，而要优先对类别 2 中已经等待 88 天的患者手术。如果仍然治疗类别 1 的那名患者，则类别 2 中的这名患者就有可能错过手术窗口期。近效期队列规则考虑到患者的疾病发展规律，将排队等待手术患者的情况都考虑了进去。

近效期队列规则需要信息系统的支持，为它提供所有患者的手术窗口期，可以使错过手术窗口期的可能性降到最低。

四、排队和优先级——Little 法则的应用

在写这一部分的时候，我需要决定从何入手，是从避免患者排队入手，还是从排队的方式方法中开始。一些计划准备做治疗的患者在治疗前会花很长时间等待排队，要改变这种情况是非常具有挑战性的。在医疗保健领域，排队问题似乎根深蒂固。排队对患者来说并不是有多困难，但患者如果想得到治疗，就必须排队，我们需要对排队产生的问题加以解决。

确定排队顺序最简单的方法是"先进先出"。这是最公平的排队方式，排队人群等待的总时长是最少的。但这种方式的缺点是不能区分患者病情，在很多情况下，医疗服务提供者会感到他们被各种日常工作所淹没，会担心是否在排队等待的患者中有病情严重的患者被错过治疗机会。

解决上面问题一个常见的做法是设立优先级。首先定义各种类别的优先级，然后对患者进行分配，从"紧急就医者"到"正常等待就医者"之间分若干个级别，随着每个级别患者人数的增加，就可以再对这个级别的患者进一步细分，对等待名单分出 5 ～ 6 个优先级别的情况并不少见。优先类别分得越多，类别之间的边界越模糊。

精益理论者不建议过多设立优先级。精益理论中通常只划分两类：①威胁生

命的；②其他人。或者也可分成三类：①威胁生命的；②紧急就医者；③其他人。一般不超过三个等级。精益思想理论者不喜欢过多设立优先级别的原因又回到了常识和 Little 法则中。

常识告诉我们，预测疾病未来变化发展的能力是有限的。设立三个以上的优先类别代表了我们对预测能力过于乐观的看法。非常紧急的（第 3 优先级），紧急的（第 4 优先级）和不紧急的（第 5 优先级）之间的真正区别是什么？差异通常是不可能区分的。在对这些问题的分析中，可以用 Little 法则来解释。Little 法则是排队论中最基本的数学法则之一，现实生活通常不像数学定理那样死板，但 Little 法则还是能给出非常有用的说明。

◎ Little 法则和优先次序的影响

John Little 在 1961 年首先描述了自 20 世纪 50 年代末以来被称为 "Little 法则" 的问题。Little 法则指出，在一个稳定系统中，长时间观察到的顾客的平均数量等于长时间观察到的有效到达速率与平均每个顾客在系统中花费时间的乘积。尽管有明显的不可预测性，但医院的急诊部门的短时排队队列也可以被认为是稳定的系统，因为患者每天到达的时间规律和数量不存在很明显的变化。对于长时排队队列，由于它们有规律的进出和较为稳定的内部顺序，所以也都属于自然稳定的系统。此外，Little 法则是一项较为健全的法则，可以在各种各样的条件下运作。

相比 "先进先出" 这样的简单队列规则，我们要考虑设立优先级是否有必要，因为设立了优先级会增加排队系统中所有顾客等待的平均时间，会有更多的患者在排队等待，而没有及时接受服务。

理解这些最好的方法是通过一个假设的例子让它更直观。下面的例子并没有尝试使用数学公式推导，而是直接使用了一些简化的方法。假设有一家外科诊所，每周接待 24 名预约患者，其中有 4 名是新患者。

诊所在每个周五会由预约办事员处理下周的接待预约。诊所使用的是 "先进先出" 的方法，每个患者在本周就诊后都会等待 6 周后就诊，但每周有 4 名新患者就诊，所以 24 名患者的平均等待时间为 9.5 周。根据 Little 法则，每周等待的患者总数 =24（每周来就诊的人数）×9.5=228 名。

9.5 周的等待时间是很长的一段时间，外科医生开始担心非常紧急患者的病情。一名外科医生说，她会在周五快速浏览一下预约情况，找出那些应马上就医的患者（非常紧急的一组），并在预约新的患者之前先为他们治疗。

这将使 23 名患者每周被分配给 4 个就诊时间段，略微减少预约系统中患者的总数（218 名），但对平均等待时间有很大的影响。

外科医生表示："9.5 周的等待时间，我会在周五查看预约情况，找出一些紧急病例，及早治疗他们。"这样，每周大约会有 4 名这样的患者，他们被分配在 1 周的 2 个就诊时段进行优先治疗。

半紧急患者的平均等待时间为 3.5 周（每个患者至少要等上 2 周才能被治疗）。但是剩下的 19 名患者每周只有 2 个名额分配给他们。一旦这个系统开始运作，每名患者都要等 9.5 周的时间再加上他们本身需要等的 9.5 周，一共是 19 周。在这个系统中总共有 391 名患者。

现在外科医生又开始担心了。19 周的等待时间很长，所以她又加了一个优先级——相对紧急。每周有 4 名这样的患者，每周有 1 个就诊时段被分配给他们。

所以现在，23 名非危重患者中，4 名是紧急的，4 名相对紧急，还有 15 名"其他"紧急。相对紧急的患者平均要等 6.5 周（每个人都要等上 4 周才能清楚）。对于其他患者来说，每一名"其他紧急"患者都必须等待 22.5 周（前一批患者 15 周的等待时间，再加上 7.5 周的平均等待时间）。这个系统的患者总数现在是 377 人。

使用两个优先级使系统中患者总数增加了 50% 左右，而且至关重要的是，虽然总体数字最终可能稳定下来，但在这个例子中，非紧急组的最长等待时间从 9.5 周延长到 22.5 周（增加超过 200%）。

在这一点上，因为 22.5 周似乎是很长一段时间，所以风险在于，剩下的"不紧急"患者在经过很长时间的等待后，会不会也变得紧急？这样做的结果是一些患者永远在等待，他们很可能"永远不会被治疗"。

一般的观点是，在服务中设立的任何优先次序都会使一小部分患者相对较快地得到治疗，但是一个人优先换来的是另一个人的等待。这时，会有人说："这是不对的，我们必须做点儿什么。"那么对设立优先级的替代方案是什么？这里可以有一件事去做，就是依次询问等候名单上患者的情况，确定他们是否仍然需要服务。一般来说，有相当大比例的患者已经到其他地方接受服务了。之后，在简化优先级的过程之前，最好的方法是回到问题的开始，看看服务系统的容量和为之而来的需求。

五、容量和需求分析

面对日益增长的需求，医学和非医学两方面都需要更多的资源。我在研究生实习期间，参观了一家大型康复中心医院，它的占地面积很大，足有数英亩。医院内有一些精致的内部道路，道路的高度比周围的草坪高得多令我感到奇怪。一个机会我便向医院的主管询问了这个情况，他说："我的雄心总是比预算高 5%。"这样的话，修道路的预算每年都会增加。一旦预算到位，道路就会被重新铺设。重新铺路没有长时费用的问题，并可以在短时间内完成。

如今，那些日子已经过去了。对成本和成本效率的审查越来越多。当一个单位竞标新的项目，最重要的是要先证明它能尽可能节省成本并具有时间效率。否则，投标书将被退回。在成本效率和减少排队、避免等候的需求之间，有一种平衡。

◎ Erlang 变量

如前所述，Agnar Erlang 发明了两个公式，构成了排队论的基础。Erlang 公式相当复杂，我不会试图把它们全部呈现出来，但它们非常重要，需要解释基本概念。

第一，也是最重要的一点是，要把所有的变量都用相同的度量单位来表示，即使在表面上变量本身也有很大的不同。通常采用的测量单位是一段时间。

所有排队计算的核心是两个基本变量，分别是到达率和服务率。

到达率（λ）通常以每单位时间的到达情况来确定。为了方便起见，我们通常使用每小时作为时间单位，但也可以使用每分钟或每天。

从单位时间到达的人数可以计算出到达率，通过直接观察，可以很容易地计算出到达率。

λ＝每小时到达的人数。

上面公式中使用每小时作为分母（也可以是每分钟或每天，但需要注意的是，相关到达率的时间单位应相同）。

服务率（μ）是现有资源每小时可用来处理的平均工作数。通过观察，有可能确定一份工作需要多长时间，并使用它来计算每小时可以完成的数字。

μ＝平均每小时可以完成的工作数量。

对产能和需求进行实际分析的关键是服务率。请注意，服务率是可以在 1h 内完成的工作数量，而不是目前正在完成的数量。目前所做的工作必须与可能要做的工作分开。

目前所做的工作由三个要素组成：增值的工作，必要的但不是本质上的增值工作（以下称"必要的工作"）和无价值工作。

超声波仪器可用于多种检查。一名医生每天早晨开始做超声波检查，诊室外每天早晨都会有短时的排队队列。随着队列不断延长，患者开始焦躁，医生也感到压力。超声波仪器在上午 8：30 分被打开，在下午 1：00 被关闭，所以原则上，这台机器工作时间共有 270min。问题在于"服务率是多少？""在这个时间里，增值工作和必要工作占多大比例？""有多少可用时间被浪费了？"直接观察可以让观察者识别较为明显的时间浪费，诸如寻找笔记本、寻找额外设备和处理无关的事情。工作人员也许感觉很忙碌，不是因为他们在做增值工作，而是因为医疗服务系统本身的设计就会造成无价值工作。

对无价值工作的关注在于，将不包括无价值工作的潜在服务率与现有的服务率作比较，可以重新设计流程，以达到压缩无价值工作的目的。通过对无价值工作的计算，可以得出服务机构的基本服务率，并可以确定其潜在的服务能力。

我们经过一段时间的观察发现，这个超声诊室有大约 20% 的时间被浪费了（操作医生忙于做其他不相干的事情，而不是从事为患者检查，超声波仪器也被闲置）。

在这个例子中，医生每小时可以检查 5 名患者，每名患者的超声检查需要大约 12min，这时会产生排队。如果我们可以将其中 20% 的无价值工作省去，那么每小时可以为 6 名患者做检查（5+1=6 名），这样可能会减少排队。

对这个问题的另一种解决思路是剔除了无价值工作后的实际工作效率是多少。在上个例子中，一般每小时为 5 名患者检查，如果剔除了无价值工作后，每小时可以为 6 名患者检查，所以工作效率是 83.3%（5/6 的百分比）。

上面的例子是通过直接观察来确定无价值工作。另一种方法是记录增值工作时间和必要工作时间，剩下的则是无价值工作。例如，在手术室里，每台手术"刀碰皮"的时间和手术结束的时间都可以被记录下来。这样就可以将每天实际执行手术操作的所有时间加起来，再统计出麻醉诱导时间和医疗文书书写所用的时间，每天手术室的开放时间减去上述两部分时间之和就是无价值工作时间，这样我们就可以计算出在无价值工作时间内可以做多少额外的手术，从而得出当前的使用率。

还有一种方法是使用外部基准来衡量一份工作需要多长时间。诊室每小时可以为 5 名患者检查，每名患者检查用时 12min。如果这类工作的基准时间是 10min，使用基准时间作为标准，服务效率是 5/6=83.3%。

如果服务效率远低于 85%，那么只要把无价值工作剔除，那么排队现象就可以减少或消除，更多的患者就可以得到治疗。

这里有一个例子。在一家医院，放射科一般将 CT 检查分为紧急检查和预约检查，但许多人还是认为 CT 检查等待时间长，主要因为下述原因。

1. 在紧急检查情况下，对急诊患者进行 CT 检查的等待时间较长。

2. 放射科技师经常在晚上 8∶00 后加班，但其加班主要用来完成本该在正常工作时间完成的工作。

3. 对住院患者优先考虑，所以门诊患者要等上几天或几周才能进行 CT 检查。如果患者预计在出院后不久需要进行后续的 CT 检查，那么他们就会被留在医院里不办理出院，这样可以比门诊患者提前得到检查。

这个医院的放射科正在准备购买第二台 CT 扫描仪。但通过对放射科工作的观察，只有 60% 的时间患者在接受 CT 检查，在余下的 40% 的时间里，CT 扫描仪并没有被充分利用。

无价值工作时间包括以下几项。

1. 患者在检查前后穿脱衣服时，CT 扫描仪没有工作。

2. 放射科的技师们都在同一时间用餐。

3. 许多 CT 检查需要注射增强剂，时间花在输液上是必要的，但花在寻找放射科技师上就会造成浪费。

CT 扫描仪每小时做 3 次扫描（每次 20min），如果没有 40% 的浪费，则可以做 5 次扫描（每次 12min）。这台 CT 扫描仪的服务效率是 3/5=60%。

一些简单的方法可以快速提高服务效率，使之达到 85%，平均每小时做 4 次 CT 扫描。比如，放射科制定一个花名册来进行人员排班，在造影剂注射后能很快有技师操作扫描，这减少了 CT 扫描的延迟。为了减少由于患者没有准备好而造成的延误，可以设置一个额外的房间用于患者准备，放射科医生能够以一种高效的方式来进行扫描。最后的结果是，工作能够在上班时间内完成，加班费也减少了，门诊患者的等待时间也缩短了。所需的改变都是在现有的能力范围内完成的，并且没有添置新的 CT 扫描仪。

六、85% 以上的使用率：指数递减

如果无价值工作占比很低，服务效率已经达到 85% 左右，那么改进就不容易了。我们就有必要更详细地了解某项工作是如何完成的，特别是那些必要的但不具有内在价值的工作。是否能有一些微小的改进可以节省时间？是否一些步骤可以被取消、合并或者简化？这将是一项具有挑战性的工作，它要求所有相关人员具有灵活性和创造性。

同样重要的是，也要意识到当服务效率在 85% 以上，排队便开始变得不可避免了。在上面的例子中，让机器闲置不是件好事，需要让这种昂贵的机器尽可能努力工作，但会出现的情况是，机器工作在接近饱和的情况下，所有的无价值工作都已经被避免，但如果还有患者增加，那么就很有可能增加排队队列的长度。患者都希望能尽快接受检查，但过不了多久，在新的患者到来时，他们必将不得不排队等待。

在 100 多年前，Erlang 已经证明了排队队列长度与工作系统中额外新的到达人数之间的潜在关系，但在医疗保健领域我们还不常用到。一般需求的确切到达时间是不可预测的。比如在繁忙的车站，当乘客到来的时候，不太可能马上有车为他服务，所以等车的人会形成一个队列，随着乘客人数的增加，这个队列将会增长。下面用一个简单的公式来证明这一点，它基于一种非常简化的 Erlang 公式（图 18-4）。

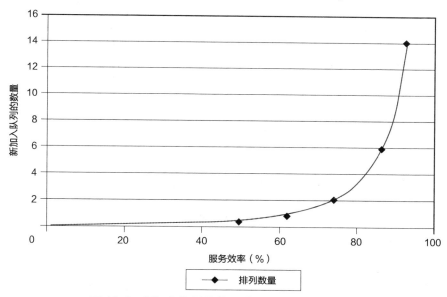

图 18-4　新加入队列的数量对提高服务效率的影响

我们前面已经将到达率定义为 λ，服务率定义为 μ，将从一个完全没有压力的服务系统开始。

$$P（服务效率）= λ/μ$$

（1）如果平均每小时有 4 名患者到达一个每小时能处理 8 名患者的诊所，P（服务效率）是 4/8=0.5，服务效率是 50%。

（2）L（在任何时间点，诊所的平均服务数量）=μ/（μ－λ）。

（3）每小时有 4 名患者，每小时的服务量为 8 名，L=4/（8－4）=1。所以平均来说，在任何一个时刻，新的患者到来都会得到服务。

（4）Lq（在任何时间点可能处于排队队列中的人数）= 服务效率 × 诊所的平均服务数量 =P×L。

（5）每小时有 4 名患者，每小时的服务量为 8 名，Lq= 0.5×1 = 0.5。

（6）W（一名患者的平均诊疗时间）= 1/（μ－λ）。

（7）每小时有 4 名患者，每小时的服务量为 8 名，每名患者将在诊疗中花费 W=1/（8－4）=1/4 = 0.25h。这个时间对其他患者来说是用来排队等待的，Wq=P×W。

（8）每小时有 4 名患者，每小时的服务量为 8 名，Wq 是患者需要等待的时间 =0.5×0.25=0.125，也就是 7.5min。

（一）新到达人数的微小变化造成排队队列等待时间的指数增长变化

在说明了上一节提出的变量后，我们现在可以解释新增的患者对排队等待时间和诊所中服务患者数量的影响。需要更多关注的是，即使少量的新增患者来到的时候，诊所在高服务效率的情况下会发生什么。表 18-1 体现的是假设服务率 (诊所每小时可以服务的患者数量) 保持不变，但是到达率（每小时到达的患者数量）不断增加时的情况。

表 18-1　新增患者的增加对高服务效率的影响

μ（服务率）= 每小时 8 名患者					
λ(到达率)	P（服务效率，%）	L（平均服务数）	Lq（平均排队数）	W(服务等待时间)	Wq(排队等待时间)
4	0.5（50）	1	0.5	0.25（15 min）	0.125（7.5 min）
5	0.625（62.5）	1.6	1	0.33（20 min）	0.2（12 min）
6	0.75（75）	3	2.25	0.5（30 min）	0.325（22.5 min）
7	0.875（87.5）	7	6.12	1（1 h）	0.875（52 min）
7.5	0.937（94）	15	14	2（2 h）	1.97（112 min）

在服务效率很高的情况下，每小时少量新来的患者会产生不同比例的影响。

每小时 7 名患者新到，排队的平均时间为 52min。此后，每小时再增加半个患者（或每 2 小时再增加 1 名）会使诊所的服务效率达到 90% 以上。这个新增的半个患者会使诊所的平均服务数量达到 15 名。而排队的平均等待时间从 52min 增加到 1h52min。

通过图 18-4 所示的图形，我们将这种数量增加对服务效率的影响可视化。

医院和医疗服务是昂贵的资源，常用的做法是在很高的床位使用率下运行，因为这看起来更划算，但在较高的床位使用率下，排队是不可避免的。因此，在 98% 的床位使用率下的成本效率是真实存在的，但前提是假设患者在急诊室等地方的等待时间对这些患者是没有价值的，并且在计算价值时可以忽略不计。

精益思想的任务不是消灭排队，这也通常是很难做到的，但我们会尽可能多地限制排队等待时间的指数增长。在保证床位使用率的情况下，一个更有耐心的人真的可以让服务超越其本身的意义。

（二）优先级和不可能完成的工作

到目前为止，在对队列、容量和需求的分析中，我们设定了一个具有可以自由定义到达率和服务率的排队系统。现实生活中的医院和医疗服务如果也是这样的情况，那么就可以去使用和复制这样的排队队列。

在之前对 Little 法则和优先次序的描述中，假设的是就诊时段被分配到特定的优先级。但是，在医疗卫生领域中有许多情况，在这些情况下，不能保持按上述方法进行分配，取而代之的是，"较低"等级的患者在短时或长时排队队列中享有优先级。

在相对简单的优先级系统中，有两种类型的患者——高优先级和低优先级。当高优先级患者到达时，低优先级患者的护理被暂停，直到高优先级患者被处理完毕后才恢复。但常见的问题是，在急诊室等部门，高优先级和低优先级的患者到达时间是随机的。

在澳大利亚有许多急诊部门，患者被分配到五个优先级中的一个，优先级别高的患者优先于任何较低优先级的患者。这种类型的排队系统对低优先级的患者非常不友好。在他们排队等候中不断被一个个更高的优先级患者抢先，事实上，不管他们等了多久，都可以被任何高优先级的患者抢先一步。

从低优先级患者的角度看来，他们不会为等待收到任何补偿，他们被困在排队队列中，排了很长时间也没有取得任何进展，必须等待所有较高优先级的患者看完才能就诊。

在繁忙的急诊室，低优先级的患者可能意味着要等 8 ～ 9h，他们本可以在几分钟内解决问题，但在等待这段时间里，他们可能会变得越来越痛苦，病情也有恶化的风险。诸如此类的系统只能通过分诊管理员和患者调度员的持续努力工作来维持。

如果让数学家设计一个具有五个优先级的排队模型，且每个优先级都有存在变化和不可预测的排队到达时间，他们或许会使用复杂的数学公式，例如负指数法、拉普拉斯变换、服务时间分布等。即便这样，他们也会抓狂。同样，为采用这种模型的急诊室排班也是很困难的，排班者要在头脑中为五类优先级建立模型，还要同时顾及患者和工作人员，但这还并不是问题的全部。

大多数排队理论都假定服务时间和服务率是可预测的，并假设患者的实际治疗过程是合理的，且患者类型也是一致的。按这样的情况设计的诊所开始工作，排队的事情就会变得相对容易预测。但在现实中许多医院的情况显然不是这样的，因为医院首先是由不同技能、不同能力的员工组成。医院工作人员越多，分工就会变得越特殊。有一次，我在大型教学医院急诊科的工作过程中，高年资医生说："我不喜欢看到皮疹。""为什么不呢？""我们只是不喜欢他们，我要求分诊护士将这些患者转到当地的专科医院去。"这是分诊护士要做的。但在医院忙的时候，分诊患者花费的时间要比在急诊室接受治疗要长得多。

总而言之，许多具有复杂分诊预约要求的大型医院，都呈现出所谓的非确定性多项式时间难题（NP 困难问题）。NP 困难问题没有完整的数学解决方案。他们只能通过反复尝试的方法来解决，在这种情况下，任何一个分诊预约决策所具有的潜在的解决方案都必须经过计算处理，以确定用最佳方法来解决问题。如果你的大脑是一个大型的电子计算机，那可能是可以处理的。但对于分诊护士来说，他们的思维过程以人类的速度工作，这一切都回到了经验和感觉（"我个人认为这是可行的"）。有时我们会对他们错误的分诊预约怨声载道，没有意识到分诊预约工作的复杂性。

当优先级、专科专家和病情变化患者混一起时，我们通常会问预约分诊人员就诊患者的顺序，这个问题可能是连世界上规模最大、最精密的超级计算机都难以回答的。但与高级医生和护士相比，这些预约分诊人员通常只会得到微薄的报酬，而且，通常情况下，他们的努力并没有得到认可和感激。

我们能做些什么让排队的事情变得更容易？那就保持简单的顺序吧。在遇到对生命和肢体有严重威胁时，以及其他非常紧迫的问题时，则必须优先考虑。尽量不要想当然。当你真的不知道该如何排序时，那就"先进先出"吧，它很简单，很容易解释，也很容易管理。"先进先出"绝对是个好办法。

（程　琪　译，王晋豫　赵新月　校）

Part 19 融入和保持

　　流程再造并不是简单地让人们以不同的方式行事，而是把新的工作方式转变为"我们习以为常的做事方式"。

　　当我们开始在 Flinders 医学中心急诊科工作时，患者首先被分成五个分类中的一个，然后按照分类的优先级顺序进行就医，而不是根据患者的等候时间进行就医。若干年之后，我们询问了一些刚毕业工作的护士，"患者就医顺序是如何在 Flinders 医学中心急诊科安排的？如何决定谁是下一位患者？"护士回答："患者可能会被分流，但是无论他们被分流到哪里，除非他们需要马上抢救，否则他们将会按照到达顺序就医。"这个看起来革命性的流程变成了"我们习以为常的做事方式"。

　　目前还没有一个具体的方法，或者说没有一个行之有效的方法可以确保医疗保健领域的流程经过再造后所带来的变化将会融入日常的服务工作中。一个精心策划的流程再造方案需要从问题入手，明确界定工作的范围，有一个将实施者和关键利益相关者联系在一起的组织结构，明确的准入条件，并与从事具体工作的人员交流，允许和支持他们在解决实际问题时发挥的创造性。经验表明，只要不错过任何一个关键步骤，是可以对原有的流程进行再造的，并可以保持下来，并且有一些策略的使用是可以将流程再造带来的改进更为持久地保持下去。

一、测量、监测和评估

　　如果在一项工作开始的时候就关注发展的结果，那么可持续的变化就更有可能发生了，并且可以通过简单的措施来监测当初的计划，这些措施将用来保证计划的执行并能够尽早发现和解决问题。通过监测可以表明工作方案确实有效。我们普遍认为只要努力工作就必然能做出一些有益的事情，但事实并非如此。

　　比较好的做法是在干预阶段开始时，公开承诺在某个固定时点正式评估干预的结果。一般在一次干预开始大约 3 个月后，是进行重要评估的较好时机。因为那时流程变化已经进行了足够的时间，并逐渐开始成为日常实践的新方式，并且此时人们还没有忘记以前的流程。

评估应该是可以量化的，可以衡量干预对解决问题的影响。同时，评估也应该是可以定性的。医疗保健服务有其自身规律，发生变化是很平常的，不要在诊所公开询问人们对干预的真实想法，这会带来被动的抵制和对干预的彻底破坏。基层调查员工对工作流程新变化的感受非常重要。要尽可能多地询问做这项工作的人，以及了解他们对流程再造过程的看法，这同样很重要。不喜欢流程变化的人都会积极发表他们的观点，但是他们可能是少数，所以这时他们的观点不应该被允许破坏流程改变。一些诸如"与以前的事情有什么不同？""工作是否更容易或更难？""患者是否得到更好的服务？""我们是否应该开始新的工作方式？"这类简单的问题，其答案提供了非常重要的信息。

如果你不准备听取意见，那么询问人们的想法是毫无意义的。如果一部分人对发生的改变感到不满，那么就需要听取他们不满的原因，而不是被简单地掩盖。这个过程可能感觉不太好，但它是很有必要的。我们曾参加过一项对医疗单位工作流程再造的项目，项目中护士和专家喜欢这个新的变化。但年轻医生不满意，他们说，这让他们难以获得他们所需要的经验。因此，我们必须对此做出回应，否则这个计划将不会持续下去。

医院需要决策是否应该正式采取新的工作流程，流程再造时，我们迫切希望在评估结束时能获得广泛的认可。但随着时间过去，我们发现最后的结果并不出人意料，因为如果我们一直在测量和监测，评估的结果应该没有什么意外。同样，如果情况的变化不那么明显，不管怎样，新的流程也都不可能持续下去。

二、一线管理者

早期，我们将护理人员和管理者作为流程再造的关键参与者。对于较为激进的流程再造者来说，让经验丰富的管理者参与流程再造是非常容易的。有几次，作为流程再造的设计师，考虑到管理者是非常难以改变的，我们直接与护士和其他员工合作，让管理者旁观，当实验结束时，我们认为流程再造已经完成，但这时管理者对他们的员工说："这很有趣，我希望你们喜欢，但是我仍然在这里负有责任，我不同意，所以我们不会继续这样做。"为什么？并不是因为新的流程不是一个好方法，而是因为新的工作方案排挤了他们，没有顾及他们的权威。

我们认识到，就流程再造而言，不能让管理者或直接主管的工作阻碍改革，需要他们将流程再造的结果转化为日常工作实践，并且他们通过培训可以对流程再造进行监督管理和质量控制，并将必要的技能交给新员工。我们也必须将管理者作为流程再造团队的一部分，否则相关工作将很难完成。所以，流程再造的成功需要管理者的参与，并且给予充分的时间用来深入的协调和沟通。

三、明确的目标

到目前为止，我们已经把重点放在一个具体的工作方案是如何从实验转变到日常实践的。一个持续改进的方法怎样才能让人们愿意不断尝试和改进的过程呢？我们尚无简单的答案。一部分人很快能找到流程再造中的工作诀窍，并使之成为自己的工作方法，但也有一部分人一旦重新开始工作，就会很快恢复到他们以前的职业工作方式。所以我们要重视培训，搭建覆盖整个改革机构的支持平台，并尽可能地将流程再造中提炼的经验制度化。正如 Edward Deming 1986 年在他的《管理十四要素》开篇中所写的那样："在改进服务之前，要先有一个明确的目标……"

（程　琪　译，王晋豫　赵新月　校）

下篇　经典案例研究

Part 20　急诊科流程再造：案例研究

我们的流程再造之旅始于对 Flinders 医学中心急诊科患者流程的再造。我们学到的很多流程再造的重要内容植根于急诊科的工作。急诊科的流程再造也充分表明，通过简单的设计改变患者流程就可能带来明显的改善。我们在此提供的急诊流程再造案例代表了当时澳大利亚急诊科实际工作的重大突破，基于这个案例开发的模型（King 等，2006）后来被广泛用于澳大利亚及其他很多地区的急诊科。这件事的重要意义在于，来自其他医院的实践证据也证明了我们并非特例。这些案例充分显示了在医疗卫生机构的实际工作中应用精益思想进行流程再造所取得的成效。其中所蕴含的精益思想原理以及所植入的方法尤为重要。

我是精神科医生出身，也接受过临床流行病学培训。作为全职的精神科医师在临床工作了 25 年，并管理着一个精神科，同时承担许多其他任务。后来，我负责临床流行病室的发展工作，专注于分析医疗服务与人口结构的关系以及医疗服务提供的方式。从那时起，我成为 Flinders 医学中心临床理事会的首任主任。在诸多工作中，我的主要角色是负责医院的质量和安全，工作内容包括将严重不良事件的根因分析引入南澳大利亚的医疗卫生实践。

一、存在的问题

作为临床理事会主任，我向医院董事会及医院高层管理者递交了一份书面报告，系统分析了医院急诊科的现状，表明了我对急诊科为患者提供安全照护能力的担忧。也正是因为这份报告让我投身到一项规模巨大的系统性流程再造干预工作中。

Flinders 医学中心拥有当地最大的急诊科，服务范围涵盖 300 000 多万人。急诊科非常忙，患者从幼到老，各个年龄段都有。急诊提供的救治涵盖了现代教学医院的所有范围，包括经医院直升机停机坪转运到达的重大创伤患者的救治。我对急诊科能否提供安全救治能力的担心来自于外部检查的结论。

在我得出对急诊科的分析结论之时，急诊科临床管理者也已经充分意识到他们存在着问题，只是不清楚如何解决这些问题。

◎ 证据

我的看法并不出奇，有关急诊科的问题早已堆积如山。表明问题的证据随处可见。急诊科已经成为过度拥挤的危险之地。一些本不相干的区域如主手术部配套的恢复区已被用来作为补充急诊观察室，一间恢复室用于患者术后的短时管理。患者的卫生间数量有限，没有访视者的设施，甚至毫无隐私可言。另外，急诊室内、外科患者在恢复室留滞数天，导致患者术后不能回到恢复室而不得不在手术室内麻醉恢复，从而严重影响了手术室的日程安排，也使急诊工作人员的工作战线拉得过长，增加了医疗工作的风险。此外，自从担任临床理事会的主任以来，我已经受理多例来自急诊科患者的投诉纠纷，患者对治疗结果不满意，需要我们去调查处理。还有一些迹象显示，急诊科总的死亡病例数有所增加，尽管不一定有统计学意义。我们还了解到急诊科很多其他业绩指标也完成得不好。急诊科员工士气低落，很难留住人。急诊科员工与住院部其他科室人员之间的关系也越来越不融洽，彼此相互责备，怨声载道。

急诊科员工的临床专业能力毋庸置疑，个个技术娴熟，面对着急诊状况的恶化他们从未袖手旁观。但不幸的是，尽管他们做了很多努力去改变这种状况，却没有一个能持久奏效。

问题不能归咎于需求过多。根据临床流行病室的调研，发现对急诊科的需求也只是来自所服务的社区人群。医院董事会、执行院长接受了我的意见，决定开始行动努力改善这种情形。但和以前一样，没有哪一项改进的尝试能够确实收效良好，因此授权我负责这项工作，努力找出解决问题的办法。与此同时，急诊科的高年资医生们也认识到必须采取措施改变这种状况，这也取得了急诊科庞大的员工团队的认可。至于他们一以贯之的谨慎、厌烦、严阵以待的状态，是另一回事。

二、定义范围

急诊科是连接大社区与医院体系之间的主要入口。患者在急诊科初步检查治疗后收住病房，因此急诊科与"下游"收住患者的科室之间存在的冲突非常普遍。急诊科医生常常认为住院部的科室在收患者住院之事上总是拖拖拉拉，没有尽职尽责。急诊科医师总是设想企望有魔杖一挥，能找到多余的住院床位把患者全都收入病房，安慰自己一切都会变好。相反，住院部的同仁们常常认为急诊科医生不给力，不理解住院部所承受的压力，而且认为急诊科医生的临床专业技能也日渐衰退。

对于此类科室之间的相互推诿指责，Flinders 医学中心有一套公平的处理规则：各打五十大板。但经过我们深入了解，发现急诊科的高层员工也认识到自己不改变却一味指望别人做得更好，是不可能有任何改观的。因此，大家决定首先从梳理急诊的流程开始，审视患者在急诊的全部流程，从到达急诊大门开始一直到就诊结束离开急诊、回家或者收住院，以此为基础开始急诊工作流程的再造。集中针对急诊科内部的情况进行改进，而不是依赖于下游科室改变行为。

三、诊断

（一）绘制全流程图

起初我并不清楚急诊科到底哪里出了问题，也不清楚从何入手。我请同事Melissa Lewis 一起来帮忙，她在我主管的临床流行病室工作。我们两个人，再加上一群充满激情的医学生，跟随着急诊科员工们的工作在急诊到处转，从中了解到每个人都非常忙，而他们做的事情并不是那么显眼，很明显我们需要采用另一种方法。

Melissa 曾经在网上学习过绘制全流程图，我以前曾经在一次针对产品制造工程师的培训中讲授过绘制"棕榈纸"（brown paper）全流程图的方法：通过亲自跟随产品制造过程所包含的每个步骤，访谈每一个参与的人，然后在一张巨大的棕榈纸上写下调查的结果，把纸贴在墙上。通过跟随急诊员工在急诊室工作的过程，我们清楚地意识到单纯靠跟随员工或患者了解流程并不能解释根本的问题所在，我们本能地感觉到现有的这种"棕榈纸"若不加以修正可能不会奏效。

Melissa 把大家召集在一起，请他们讲述各自所做的工作，根据这些来绘制全流程图。我们深受感染。急诊科的高年资员工们对于这种方式持相当的怀疑态度，认为学不到多少东西。但我们澳大利亚人是"也能做做看"的中庸主义者。急诊科的高年资医生和护士长同意带一群员工代表一起来参加我们的全流程图绘制，描绘急诊科是如何运转的。此刻，我称之为绘制全流程图，不过在当时的确是心里没谱。

就这样，一群人聚集到急诊科会议室开始了我们的工作。加入这项工作的除了我和 Melissa，还有急诊科的高年资医师、护士长（包括 Jane Bassham，她后来成为医疗流程再造团队的关键成员）、高年和低年注册护士以及在编护士，年轻医生、文书人员、行政人员以及患者服务辅助人员（Patient Service Assistants，PSAs）。当时我们还不是很清楚如何推进工作，但 Melissa 和我组织会议的经验非常丰富，知道如何在这种尚不明了进展的情况下启动工作。

我们决定按照典型的"棕榈纸"绘制全流程图方法，追踪记录产品生产过程的每一步——从原材料到成品完成。但对于急诊科这个案例，我们采用集体收集的方式。我们在 Flinders 医学中心绘制这种全流程图与通常在工业领域绘制的全流程图有重要区别：在急诊科是通过问每一个人，了解他们每个人在做什么、怎么做，而在工厂是跟随着产品的转换过程，了解产品生产的每一个步骤。急诊科全流程图的绘制是通过询问而不是观察得到的，这也使这一全流程图绘制过程成为一个"公共"过程，而不是一系列产品追踪和一对一的私人访谈过程。

我们开诚布公，坦诚相待，我们称之为互相理解的实践。我对大家说："我们不在急诊科工作，了解急诊工作的唯一途径是通过追踪患者在急诊的行程从而了解患者在急诊科诊疗的一步步过程是如何被管理的。患者是怎么到达急诊科的？他们出现在什么地方？谁来接待？"

在场的人员回答："患者开车来，或由急救车、飞机送来，也有自己走着来的，从急诊大门口的玻璃门进来。"我们的工作就这样开始了。

我和 Melissa 都提问，但 Melissa 主要负责记录采集的信息，然后用便利贴贴在白板上。直观的感觉这样一大群人参与绘制全全流程图更像是两个人的工作：一个人问，另一个人听人们在说什么，确保每一个人有发言的机会，并汇总记录。显然 Melissa 是做记录的最佳人选，她不仅书法漂亮，人际沟通技巧高超，也是优秀的提问者。鉴于会议室的结构设置，我们是面向一大群来自急诊科的员工而坐，而不是分成几个小组围着小桌子坐。这种布局有助于与会者一起工作，而不是基于学科分成几个小组分桌而坐，各说各的，这是一个愉快的意外收获。

（二）互相认识的好机会

从一开始就有一些意想不到的新发现，而且随着会议进程的进展，这种意外发现接二连三地的出现。我们并不认识这些人，所以开场请在场的每个人进行自我介绍，并告诉大家他们在急诊科的具体工作。轮到一个高年资的患者转运人员（PSA）介绍自己时，他告诉大家他的名字以及所做的具体工作，还提到今天的会议是非常好的一件事。我们问为什么，他指了指一位高年资的急诊医生说，他已经在急诊科工作很多年，也经常在急诊看到这位高年资医生，可并不知道他的名字，也不清楚他的具体工作。而那位高年资医生也认识到他经常在急诊科见到这位 PSA，知道他做了大量的工作，而且急诊所有的员工都非常信任他，但他自己也不知道这位 PSA 的名字。大家都说这是一个互相了解的好机会。

（三）患者支持部门（PSA）

尽管大家想快点完成各项程序，我们还是要求每个在场的人员尽可能描述患者到达急诊科的细节。急诊科自重建以来，主入口一直是由两组滑动玻璃门组成，两道门的中间有一个空间，被称为"空气锁"，其设置是用来保证急诊室的温度均衡，但不是很有效。面向这个空气锁设有一个小的 PSA 服务台。

PSA 是护理患者的蓝领工人，他们的工作衍生于很多传统医院的门卫和保洁工作，负责在医院内转运患者。在 Flinders 医学中心他们还承担清洁和取送样本或报告以及患者转运的工作等许多其他工作，清洁工作对于预防交叉感染尤其重要。绘图过程中还发现 PSA 一个非常重要的作用，就是在患者到达急诊的第一时间引导患者、家属以及急救车。很多方面都清楚地显示 PSA 是关键成员，也可以说是急诊的"第一响应"团队。

南澳大利亚的国土面积比法国和意大利加起来还要大，但人口却只有 150 多万。另外，大多数南澳人居住在州首府阿德莱德，人们在阿德莱德和周边的小镇及社区之间穿梭，车速非常快，车的动力也很强，沿着长途狭窄的道路穿越在广阔、空旷的内陆地区，一旦这些汽车相撞或偏离道路，往往会造成严重的创伤。

由于车祸常常发生于乡村道路，周围空间开阔，严重车祸伤员常常由直升机转送到 Flinders 医学中心，直升机降落在紧邻急诊室的一个停车场屋顶上，需要打开停机坪的着陆指示灯以便指引飞行员降落。这项工作由 PSA 承担。急诊科内部的沟通以及急诊科与外部机构的沟通不是很顺畅。有时，只有当 PSA 人员告诉转运协调员他（她）被请求打开着陆指示灯时，地面的管理人员才知道有重患者要来。

此时，PSA 工作的多样性和重要性才清楚显现，这还见于很多情况，对于很多工作在急诊科的其他人员都是一个意外的发现。

（四）检伤分类

随着绘制全流程图的进展，急诊室的工作被一层层展开，其总体的复杂程度简直难以描述。图 20 - 1 是我尝试将捕捉到的信息汇总的图。

起初我认为这一绘图过程可以在 2h 的时段内完成。事实上花了 3 个时段，而且每个时段都超过了 2h，部分原因在于这是我们第一次绘制这么大的全流程图，另一方面也着实是因为急诊科的工作的确太复杂。

很多出现的问题在我们检视的第一个环节找到了根源。当患者到达急诊科时，诊疗的第一步是由分诊护士在分诊台完成（除非事先通知急诊医生等候在空气锁区域先看患者）。检伤分诊的过程错综复杂，当第二时段的流程梳理进入尾声时，所有人都欢呼起来："我们终于离开分诊台了！"

患者到达急诊室后，经过有经验的分诊护士检伤分诊，给出一个检伤评分，分诊护士的工作是轮转的。检伤分类起源于战场上的概念。包扎站对受伤战士的伤情进行检查分类，分为"活不了，不要浪费宝贵的时间和努力"以及"可能活下来，尽可能治疗"。

急诊室的检伤分类已经扩展为更综合的任务，要识别出哪些患者的病情可以安全地等候就诊。澳大利亚使用的检伤分类体系如表 20-1 所示，与普遍用于加拿大的检伤分类标准相似。与欧洲的检伤分类系统如曼彻斯特检伤分类系统也非常相近，除了在澳大利亚第 3 类时间窗是 30min，而在曼彻斯特系统则是 60min；同样第 5 类，澳大利亚系统是 120min，而曼彻斯特系统是 240min。美国日常工作中尚未使用通行的检伤分类系统，但很多美国医院使用急诊严重程度指数（Emergency Severity Index）作为检伤分类标准，根据伤情严重程度也分为 5 级，但没有特定的接诊时间标准。

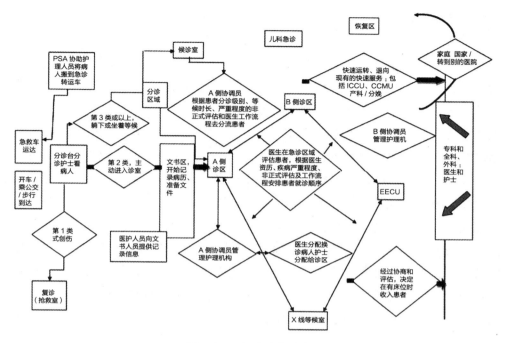

图 20-1　急诊科全流程

表 20-1　澳大利亚的急诊检伤分级标准

分　级	被发现并得到明确护理的时间（min）
苏醒	0
危急	10
急迫	30
半急迫	60
常规	120

　　澳大利亚的急诊科需要报告对急诊检伤分级接诊时间遵从的情况，认为对遵照检伤分类接诊时间要求遵从得越好，患者会越安全。

　　由于病情的急迫程度以及复杂性在医疗卫生领域并不是那么清晰明确，急诊科接诊的患者检伤分级的总体分布通常为：1 级占 2%，2 级占 10%，3 级占 20%，各医院情况不一。检伤级别的分布情况也常常被用来衡量急诊工作的负荷以及病情的复杂程度。一个医院的检伤分级高的患者所占的比例越大，该医院也被认为救治的疑难重症病例较多。

　　检伤分级标准本来只是作为快速评估急诊患者伤情的一个工具，但后来评估分级的情况被用来指导急诊接诊并开始明确治疗的时限。一般而言，在澳大利亚，特别是在 Flinders 医学中心的急诊科，检伤分级还被作为安排医生接诊急诊患者顺序的参照依据。全流程图的绘制已经清楚地表明，急诊科所做的每一个步骤都是按照检伤分级标准的先入先出（FIFO）顺序，努力使患者在规定的时间内得到救治。在急诊室，检伤分级高的患者要优先于已经在急诊等候但分级低的患者就诊，无论检伤分级较低的患者已经在急诊等候了多久。所有分级为 1 级的患者会先于其他分级的患者得到救治；所有分级为 2 级的患者又会先于除 1 级以外的患者就诊，以此类推。假设你是一个检伤分级 4 级的患者，尽管你已经在急诊等候，如果在急诊室内还有分级为 1、2 或 3 级的患者，不论他们是否刚刚到达，都会先于你安排就诊，你可能还会在急诊室等待很长时间而无法就诊。从技术层面，这种安排就诊顺序的方法称为优先权。越是病情紧急、刚到的患者越会优先排在不太紧急的患者之前看医生，患者的等候时间没有确定的准数。

　　问题很快就搞清楚了，如果你是一个检伤分级为 4 级或 5 级的患者，你会不断地被分级较高的患者插队，有可能会在急诊等候数小时才能就诊。患者坐在那里等候数小时，眼看着一个个患者插在他们之前就诊，最终会愤怒地质问附近的护士或文书员"我到底还要等多久？"得到的回答也一定是"我也不知道"。正像一名急诊科医生所说的那样，每次在接诊检伤分级为 3、4 或 5 级的患者时他总会以致歉开始，为患者在急诊等候多时而道歉。

　　全流程图还清楚地显示，急诊科轮值的协调员作为当班的负责人，日复一日、辛辛苦苦、勤勤恳恳面对着潮涌般增加、不断积压的低检伤分级急诊患者，承受着超常的巨大压力。

　　图 20-1 已然非常复杂，但仍有很多问题不能涵盖，正如每天的急诊，不同的时间会有不同的流程。做完这些事我们已经有点儿筋疲力尽，所以决定先把它放在一边。当然，我们很清楚急诊绝不只是排队这一个问题。

（五）医生按患者分派，护士按诊区分派

　　总体来看，急诊室的平面图多少有点像椭圆形的赛道。患者围绕着赛道分布在诊区。观察区有很多桌子、电脑终端、各种表单等，通常放在跑道区域的中间。观察区能够看到患者，但患者互相看不见。很多不同的诊区像豆荚一样从赛道伸

出去，基本原理如此。

　　Flinders 医学中心急诊室有两部分赛道，每部分在中心都有一个观察区（当地人称之为"鱼碗"），很多诊区像是主赛道伸出的"芽"。其中之一是抢救复苏区，有两个房间，全部按照小 ICU 的设备配备，包括融入的 X 线检查设备。抢救室用于立即救治重症患者或伤员（特别是检伤分级 1、2 级的患者）。

　　绘图显示，急诊室诊区的数量是固定的，而患者的数量常常超过诊区的承接能力。急诊室也想了很多办法和招数来安置超员的患者。墙边的区域以及一些等候区域已经被改造成为事实上的诊区空间。患者被放置在称为转运车的移动担架上，还有很多轮椅，也占了这个事实诊区很多的空间。当所有这些空间都被占满时，患者就被放置在急诊室外与手术室相邻的主恢复区。

　　在这样的局面下，医生要联系患者，护士要负责诊区，真是难上加难。急诊是 24h 全天开放的地方，紧张忙碌，24h 被分成 3 个班次，工作人员轮换当班。每一个班次急诊室有一组医生，包括不同年资的医生。高年资医生有权决定给年轻医生分派接诊患者。实际工作中，每个医生都会时时盯着急诊室的电脑屏幕，一旦有空就会去接诊需要治疗的患者，通常基于患者的检伤分级安排接诊顺序。医生会一直跟着患者在急诊的每一个诊疗过程，直到完成诊疗或医生值班结束。患者可能处于治疗的不同时期，交班后由接班医生继续。医生需要尽力组织时间，跟随患者的治疗进程，从一名患者转到另一名患者。

　　同时，负责协调安排的人员也要努力让患者转起来，以便能腾出一些空间给不断进入急诊的各种各样的紧急患者。如果患者需要留观，护理会由留观室的护士接管，但医生仍需继续负责这名患者。除此之外，还需要有一组应急工作人员随时响应就位，接诊到达的检伤分级为 1 或 2 级的重患者。

　　作为一个医疗团队，众多工作人员被独立分排在不同班次，沟通的问题和工作的挑战不言而喻。根本谈不上团队的架构。任何一个护士在某一天都可能在任何诊区工作，与另一个护士相联系。这样做的好处之一是如果你不喜欢和某人一起工作，也不必担心，因为可能第二天就换到了另一个组工作。不利之处就是要想建立反馈及时的团队工作非常困难，而且因其复杂性会越来越难。有很多需要解决的问题，包括有经验的医生和护士的范围、在编护士和注册护士的作用，以及对医生培训、很多其他工作的指导。

（六）不要用绘图来讨论解决方案

这是我们第一次尝试绘制全流程图，尽管有点儿混乱，不断出现的大量新信息让每个人都参与其中。3 个时段的工作之后，参与绘图的人数大大增加，各个层次、年资的医生越来越畅所欲言。我们迅速意识到不能尝试用绘图解决已有的问题。一次或两次，当一些事情似乎特别混乱时，我们必须寻找可能替代的解决途径。随着人们指出存在的缺点并提出解决的建议，这些谈话很快恶化成为争论不休的指责。一位高年资急诊医师提醒我们，这些时段讨论的目的应该是互相了解，而不是寻求快速解决问题。

（七）氧气瓶

绘制全流程图阶段后期发生了一件事：随着绘制工作接近尾声，我们召开了一次交流会，对整个的历程进行了总结。在会上，急诊科一位高年资的 PSA，Gwynn（化名）说道："还有一个问题是氧气瓶。"一些人回应："对了，氧气瓶怎么办？"

当实际工作的人遇到权力和权威的无知，他们的眼神里有一丝宽容，也有一丝怀疑。Gwynn 给了我们大家一分钟那样的眼神，然后友好幽默地把我们又带回到议题中。

"这是急诊科吗？"他问道。

"当然是——你以为我们过去这些天都在干什么？"有人回答。

"那急诊科患者需要氧气吗？"

"当然需要。"

"那氧气从哪儿来？"

"我们还真不知道怎么制氧，但好像是大卡车运来，然后以一定压力储存在某处的大容器内。急诊室墙壁上有氧气阀门，可以连接吸氧管给需要吸氧的患者用。"

Gwynn 继续说："是，氧气阀门在急诊室的墙壁上。但我们有没有需要吸氧的患者在走廊的转运车上而不在诊区里？他们是不是在转运车上很长时间？"

我们开始意识到 Gwynn 要说什么，每个人都开始认真地听他讲，有人回答"是的。"

Gwynn 又问："这些患者怎么得到氧气？"

"用氧气瓶！我们有专人保证转运车氧气瓶到位。"一位护士回答。

"千真万确！"Gwynn 又接着说："氧气来自于两种氧气瓶，棕色的大氧气瓶和红色的小氧气瓶，棕色的大氧气瓶是高压氧，从来不用于转运车。这些大氧气瓶非常重，一旦倒下，阀门会被吹掉，会导致可怕的后果。红色的小氧气瓶是用在转运车上的。"Gwynn 又问："有谁知道红色小氧气瓶能维持多长时间吗？"

有人小声回应"这取决于氧气的流速"，但显然没有人能真正知道答案。Gwynn 继续说："是取决于所开启的氧流量多大，但一般而言，就能维持几小时，而患者往往在急诊室一待就是几小时直到结束。"

一阵静默之后，终于有人发问："Gwynn，氧气瓶用完了谁来换？"

Gwynn 回答："是我来换。"

接着又有人问："如果你不在，谁来换？"

Gwynn 回答："我不知道，这项工作好像没人指派。"我们遇到过躺在转运车上的患者突发可怕的情形，患者的氧气面罩从面部被扯开，因为没有氧气从面罩出来，慢慢变紫。

"我这些年一直在努力让人们关注这件事。潜水用品商店就有卖很便宜的氧气瓶报警装置，可以在氧气用完时发出警报，但我想我们并没有采用，"Gwynn 接着说，然后又努力确认："我想一定有人在着手解决氧气瓶的事，但我不确定。"

我们意识到，多少年来像 Gwynn 这样的工作人员目睹了各种各样的问题，这些问题会将患者置于危险之中，虽然很容易就能够解决，但以医院目前的工作方式并没有提供一种氛围或途径让这些呼吁被倾听到。

四、真正的问题

绘制全流程图的过程帮助每个人参与并看到了问题所在。急诊科的员工起初推定急诊室的混乱局面并不是他们造成的，觉得自己是其他人不良行为的牺牲者。急诊室已经做好了自己的本职工作，但患者还是滞留在急诊占据着宝贵的诊区空间，是住院部的科室和外科医生太懒惰压着患者不出院，所以才没有床位把急诊患者收到病房。而且，即使有了住院床位，病房也还是不着急接急诊患者，而是把患者挂在急诊室而去忙别的事情。急诊科哭诉："把诊区还给我们，所有的事情就都解决了。"

绘制全流程图结束之时，每个人都已经明白，尽快将患者移出急诊区域是个问题，最重要最急迫的问题就出在急诊科自身。特别是教条地按检伤分级安排急诊患者就诊顺序是造成一系列延误和混乱的主要根源。患者等几小时才能按照分诊级别排队看上医生，绝大多数时间都是坐着等，还有更糟糕的情况，有 1/10 的患者等不及治疗就离开了。这些等不及的患者并没有回家，他们常常是去找别的医生或医院。而随着候诊的人越来越多、诊区越来越拥挤，等候就诊的患者变得越来越烦躁且失望，经年累月，长此以往，积重难返。

五、干预

基于此，我们找到了问题所在。问题在于急诊自身范围之内而不需要等待他人的行为改进。那下一步该怎么办？

全世界急诊科的问题都是一样的。急诊科汇聚了高度训练有素的员工，能够迅速有效应对快速移动的医疗危机，在职业的奔忙中见证戏剧性的结局。但在实际工作中绝大多数需要他们救治的患者很少有危及生命的问题。在澳大利亚，检伤分级为 3、4、5 级的患者远比 1、2 级患者多。在 Flinders 医学中心，通常检伤分级为 4 级的患者最多（占所有患者的 40%），3、4 级患者加起来占到约 80%。大多数到急诊就诊的患者是自行前往，只有少数由急救车送来或由社区医生转诊而来，危及生命的问题就更少。

急诊科员工很容易对检伤分级低的患者感到怨愤，会有意无意地认为让患者等候以给他们一个教训，让他们知道浪费急诊科时间的代价。随着全流程图绘制的进行，这种潜在的敌意变得越来越明显。在 Flinders 医学中心急诊室，约 60% 的患者看完病后直接回家。在澳大利亚的许多急诊科，70% 或更多的急诊患者就诊后直接回家。在英国，由于社区医疗条件的差异，80% 甚至更多的急诊患者就诊后直接回家。

但是，不管你身处哪个国家，绝大多数患者对于需要不需要去急诊会有他们自己的判断。他们并未接受过任何医学专业的培训，只是担心自己有问题想去医院检查一下，他们并不知道急诊科工作人员是如何培训的，也不知道他们是怎么想的。

在完成 Flinders 医学中心急诊科全流程图绘制之后，Di King 博士对急诊科的工作做了一个重要的声明。Di King 博士是一位非常受人尊敬的急诊医生，后来成为急诊科主任，也是一位杰出的领导。他表示评判患者来急诊就诊的动机并不是急诊科的事。没有患者想来急诊室享受时光。急诊科应该尽可能提供最好的服务，每个人都有责任这样做。急诊科应该集中精力做好自己的工作而不是去评判患者。如何将这种基本的价值观声明转化为更好的服务则是巨大的挑战。

◎ 国家卫生服务现代化机构

我将我们绘制全流程图的工作向医院的董事会和高层管理团队做了汇报。每个人都能看到问题的所在，但没人知道下一步该做什么。英国最近新当选的工党政府对医院提出了强制性要求，重新梳理医院的意外和急救（Accident and Emergency，A & E）流程，要求 95% 以上的急诊患者在 A & E 就诊所花费的时间不超过 4h。幸运的是，Helen Bevan 当时在澳大利亚，来阿德莱德短期工作，她来自英国国家卫生服务现代化机构，后来成为高层员工。英国国家卫生服务现代化机构当时正领导 NHS 实施这项 4h 规则，该机构数年后被解散。Helen Bevan 帮我们联系她在机构的同事来协助我们的工作。在医院董事会的支持下，由英国国家卫生服务现代化机构安排，我们小组成员花了一周时间访问了英国的医院，与急诊科的工作人员交谈，并与机构内的成员交流。随后又在 Ben Gowland 的安排下访问了阿德莱德。那时 Ben Gowland 是英国国家卫生服务现代化机构的一名员工，在 4h 规则项目中发挥了重要作用。

在伦敦的所见所闻给我们小组成员留下了深刻印象。关于 4h 规则有各种各样的评论，其中一些无疑是合理的。我们所造访的医院与我们医学中心的情况非常相似，也是十分重要的处于前线的科室。我们访谈的医院员工非常明确地告诉我们，他们所在的急诊科通过加快患者的流速发生了巨大的转变。重要的是，每个科室都通过不同的路径实现了这一目标。没有哪一个解决方法最好。每个科室都根据他们所在科室的空间和工作人员的情况制订了战略，实现了既定的目标。在我们访问英国国家卫生服务现代化机构期间，他们还送给了我们《精益思想》这本书。机构里很多人都有在各种情况下应用精益思想的一些经验，而且都表示很有帮助。重要的是，无论是 Ben Gowland 还是机构的其他工作人员，谁都没有告诉我们该做什么。他们鼓励我们自己思考并给我们信心一定会取得成功。Ben 还告诉我们构建团队组织架构的重要性，以保证改造过程适得其所。

六、流

访问回来后我们就成立了一个工作小组。Di King 博士重申我们需要"大动作"

（a big hit）。急诊科需要做一些根本的改变，需要做些事情对大多数患者产生影响而不只是影响少数人。Di King 博士建议急诊科应该摒弃目前使用的检伤分级，重新安排接诊患者的顺序，采用完全不同的分类和排队方法。Di King 博士提出疑问，3、4、5 级患者的病情是否真的存在那么大的差别，几乎所有这些患者都会存活，没有生命危险，而且绝大多数能回家。我们真的需要继续用这个检伤分级标准吗？显然，在实际工作中使用这个标准会导致抢位以及遥遥无期的等待。

那一刻，只有像 Di King 博士这样的高年资且经验丰富的急诊医生才能提出这样的观点。这一计划的实施实质性地从目前实际工作出发，不同于机构事务，临床工作也在 Di King 博士的影响范围之内。

Di King 博士建议将急诊科分成两个功能区域。分诊护士继续给每名患者一个检伤分级评分，但这个评分也将预示患者是否要住院或直接从急诊室回家。分诊护士随后会将患者安排到较大的急诊 A 区（围绕鱼碗 A 有一组诊室）或者急诊 B 区（围绕鱼碗 B 有一组诊室）。A 区是可能需要收住院的患者，而 B 区是可能回家的患者。检伤分级为 1、2 级的患者依旧根据需要继续使用抢救室。

经过简单的试用后显示，分诊护士对于哪些患者可能收住院、哪些患者最终可能直接回家的判断准确性超过 80%。在实际工作中，如果判断有误，患者也可以根据需要在 A、B 两区之间挪动。

我们的计划是每天在 A 区或 B 区分派护士和医生，他们会在整个轮值期间固定在该区工作。我们已经看到首次应用精益思想所产生的影响，方案是对于可能就诊后回家而被安排在 B 区候诊的患者按到达的时间顺序就诊，而不是按照检伤分级的级别排序。B 区的患者会携带着他们的初诊病历，涉及的问题会在随后的环节得到解释。

关于排队，B 区从原来完全的 5 个优先占位排队系统变成 1 个队列，简单地按先入先出的排队规则。给患者打印出排队号，也给出了排队的顺序，而这些患者到达急诊科时已经被评估为可能回家。工作人员可以按照患者排号的顺序接诊患者。这一过程简单易懂，容易解释，也容易实施，只要你能熟练应对日常急诊工作，就足够勇敢且游刃有余地应对急诊患者大潮。对于 A 区可能收住院的患者还是按检伤分级评分顺序就诊，对于有生命危险或肢体威胁的患者永远绝对优先接诊。

Jane Bassham 和我准备了一些简单的材料来解释我们的方案和原因。我们花了大约一周的时间向医生、护士、文书人员以及医疗辅助人员（PSAs）解释要做什么。之后的一天早上，急诊室开始实行这一方案，开始了新的分诊排队方式。

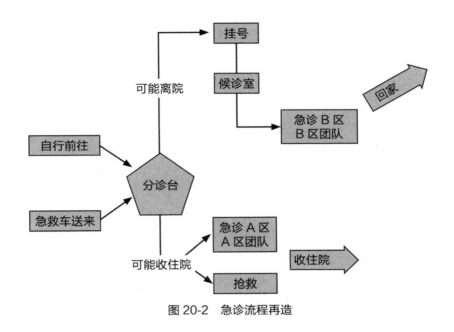

图 20-2　急诊流程再造

（一）第一天

到了第一天的下午 5：00，很显然已经有些改变的迹象。一位急诊医生当天正好轮值 A 区的班，他一直对我们的这项工作持比较怀疑的态度。快交班的时候他说，到现在为止今天一天好像很安静，似乎有些事发生了一些变化，也许是事情有了转机。

我们一直在观察每天的情况，监测试验带来的实际影响，我们知道这一天其实并不安静——之所以感觉变得安静是因为以往惯有的嘈杂局面几乎不见了。白天的情况的确是大有改观，不再需要将患者安排在恢复区，恢复区回归到手术室管理。患者得以在急诊室安排，急诊科也开始回到正轨。

从流程再造的观点分析，原有的 5 个优先占位排队系统变成了 2 个价值流方式，也就是一个流向是可能回家的队列，另一个是可能收入院的队列。可能回家的患者按照来到医院的先后顺序排队就诊。这种更简单的新流程意味着一组医生可以更专注于他们接诊的患者，从流程再造的角度而言，新流程缩短了工作流（图 20-2），使得工作流前行，所带来的影响也是迅速且显而易见的。现在不再排长队了。

（二）急诊科工作

这还仅仅是开始。我们决定给正在进行的这个项目正式命名为"急诊科工作"。

急诊科工作项目领导小组由项目初期的流程再造团队成员、Di King 博士、急诊室护士长以及其他当时负责各项相关工作的人员组成。在几年的时间里，这个领导小组每周一次规律地在早晨 8：00 于首席执行官处碰面商议工作。

急诊科工作项目实施期间并没有足够的空间解决所有存在的问题，但我们尽最大努力使急诊科成为更安全的患者场所。其中一个问题我们在之前的总结中提过，在绘制全流程图过程中也再次呈现过，即急诊日常工作中没有设立专人时刻关注并总体协调患者的总体诊疗过程。医生都专注于自己的工作，接诊患者并努力在交接班之前完成诊疗。但没有哪一个医生试图统揽全局，确保万无一失。

急诊科日常运行实行三个病区轮转，高年资医生轮值 A 区和 B 区时会察看每一名患者，包括无论在诊区还是已转到留观区的患者。查房的时间不由医生自行决定，而是由科室的行政主管来通知。逐渐地，这种查房也使高年资医生的角色发生转变，由独立查房转变为上级会诊查房。

说得更通俗些，我们对大量共同的特定治疗过程进行计时，以寻找规律，探索制订间隔时间处理的策略。我们发现这些过程的变异太大，无法形成急诊科的间隔时间，但这项工作帮我们找出了一些显然纯属浪费或者说自找麻烦的步骤。

很多患者离开急诊室时需要拐杖，急诊室可以提供拐杖。我们花了些时间追踪租借拐杖的流程，发现包含很多步骤。急诊室向有需要的患者出租拐杖，当时拐杖和其他各类设备物资的存放都由一个库管员控制，据说因为一些比较敏感的原因，必须经过他才可拿出拐杖。护士的角色只是限于向患者宣教如何使用拐杖。

当有租借拐杖的需求时，理论上护士需要呼叫库管员，实际工作中库管员常常不在场，耽搁一会儿时间之后，患者或家属还要填写一些租借拐杖的固定格式文件，完成后护士才能给出拐杖。租借文件有好几页，其中至少 2~3 页的内容似乎没什么明确目的。

我们开始对整个流程进行梳理，首先取消由库管员作为分发拐杖的人员（他还有很多其他事情要做，非常忙），然后简化文书工作以及患者归还拐杖的程序。累加起来节省了几小时的时间，员工可以继续更重要的工作，患者也可以比以前提早 30~60min 回家。

租借拐杖的文书工作并非我们做的唯一改进。早期绘图过程中发现的另一个问题是急诊医护常常费力寻找患者之前住院治疗的记录，原因是在挂号时身份登记错误，例如 Smith 先生可能误登记为 Smyth、Smeet 或 Smithy 先生，每个姓名下都有其自己的病历记录或者根本找不到病历记录，等到最终费时费力地找出来，也常常会在治疗开始时遗漏了患者重要的信息。

挂号处的工作人员在登记每名来诊患者时会建立一个急诊病历，并生成一套非常重要的可粘贴标签条码，印有患者的姓名和病历号。这些标签用来贴在所有各类检查申请单（检测样本及其他相关检查）上标识患者的身份。

绘制全流程图的过程已经清楚显示，在嘈杂的环境中这些标签往往会被贴错。经过与挂号登记人员讨论，我们决定在挂号登记后，文书人员将分诊到 B 区患者的病历和粘贴条码一起交给患者，由患者自己拿着在看病时交给医生。

随着挂号登记人员改变流程将病历交给患者，开始出现了一些意想不到的变化，不仅仅是节省了寻找核对记录的时间，也大大减少了登记错误的患者数量。在了解情况的过程中我们发现，因为患者自己拿着病历，会及时发现他们的姓名或其他信息不正确的地方，并回到挂号处指出改正。

来急诊就诊的患者既痛苦又焦急。以往，患者把姓名告诉登记人员，由他们在医院的计算机系统中查找患者的姓名，并把系统上登记的患者姓名读出来让患者确认是否正确。患者往往注意力不集中，只想着何时能开始治疗，就像玩笑说的那样，只要能快点看上医生把他们的名字念成教皇也会答应。

现在，遇到这种经常出现的身份错误，挂号人员养成了向患者提问的习惯：不是问"你是 Bill Smith 吗？"而是问"你叫什么名字？请拼写出来"；不是问"你住在 Vatican Drive 54 号对吗？"而是问"请告诉我你的住址"；不是问"你的家庭医生还是 Lozenge 医生吗？"而是问"谁是你的家庭医生？"这些小的改变带来了巨大的影响。

我们很幸运有一位具有创新热情又非常投入的挂号人员领导，她不仅谙熟工作，还积极参与流程再造工作，和同事一起满怀热情抓住一切机会改进流程。尽管我们努力尝试，还是无法解决足够支撑打印机工作的电池问题，想让激光打印机完全移动起来非常困难。另外，还有许多问题与急诊室的病历记录格式有关，新的急诊病历模板正在开发。Jane Bassham 为了急诊病历格式的事与各方做了很多沟通，直到最后各方面都满意为止。

（三）加强团队工作

流的运动带来了巨大的影响，医生和护士不再为拖延而道歉，候诊室也只是候诊室，不再是愤怒失望的患者滞留区。患者可以在接受治疗后再离开，而不是诊疗还没完成就离开。员工们的精神面貌也大有改观，不再成群结队地离职。尽管如此，从员工调查以及对急诊的观察，清楚地显示员工整体团队参与投入急诊工作还是存在一些问题。

护士长决定将护士从每日的排班改为以临床区护士小组的形式排班。这种护士小组的排班形式使得一个护理小组在一定时期内固定在某个临床区域工作（开始定为1个月一轮转），然后以护理小组的形式整体轮转到不同的临床工作区。护理组可以一起培训和演练，可以分享知识和经验。急诊科是24h开放的场所，排班要考虑员工休假、下夜班倒休等事项，建立护士排班表使按护理组排班成为可能，是一项非常复杂的事务，但是护士长搞定了！急诊科也从千方百计留住员工转变为有等候应聘员工名单的科室。由于医生和护士工作时长的差异，很难做到完全对应排班，但做出了一些改进。有趣的是，在流程再造的开始，担心没人愿意去B区工作，因为在B区会错过急诊的戏剧性热闹场面，但过了一段时间，很多人首选去B区工作，认为在B区能看到患者的诊疗全程。

急诊科的流程再造工作进行了几年的时间，再造的范围之广、种类之多难以在此详述。重要的活动还包括改进患者从急诊科转送到住院部的流程。项目开始初期，患者是由护士陪同转送到住院病房与病房护士面对面详细交接。问题是接到入院通知时，常常很难找到恰好有空且熟悉该患者病情的护士能陪送患者去病房，也常常因此耽搁了转送的过程，直到相关的护士能够腾出手来才能做。为解决这个问题，项目组做了大量的工作，制定了安全交接的工作手册，以保证患者能迅速、安全转送到病房。

与此流程相关的一项有趣工作被称为"入院医嘱"。患者可能需要住院的判断是由急诊科医生做出的，但需要随后由住院部的医生团队做出最后决定是否收住院。急诊科医生经常抱怨住院部医生的决定拖拖拉拉，认为如果给他们授权决定患者是否收入院会运转更快、更顺畅。这是一个重要的边界问题，在不同层级的医生之间进行了相当长时间的讨论。

最终做出了一个决定，允许全职专科急诊医生有决定患者入院的权利，之后由病房医生团队接管照护。尽管做了充分的准备，在住院部也建立了接收急诊患者的病房单元，但急诊医生仅仅行使了有限的几次收入院的权限。急诊患者收入院不是简单地规定谁有权决定的问题，而是关系到技能、空间容量以及整合医疗服务的复杂问题。

（四）沟通

在医疗流程再造项目开始之初，我和 Penny Gunner 女士之间发生了一系列的争论，Penny Gunner 女士后来负责我们全体的沟通项目。Penny Gunner 女士坚持，需要告诉人们我们计划做的事情，为这件事命名，就这件事沟通，尽可能通过多种不同的渠道沟通，包括举办动员大会，总之是要"触发流程再造这一'滚石'的开关"。由于我出自医学和临床研究的背景，对此则比较谨慎。我想等我们所做的事情开始切实起效时再说，现在尽可能少说。

Penny Gunner 是正确的，我错了。沟通至关重要，我已经为我们之间的分歧向她道歉。医疗机构开诚布公地说明努力要做的事，很清楚地表明医院对此项工作是严肃认真的，言行一致，项目的定名也使其有了名分。我们做的项目为流程再造，它不是一项临床工作。开诚布公也意味着你无处躲藏，你必须名副其实地切实推动这项工作。关键是赋予了项目的名称，不是"Flinders 方法"，而是 St. Elsewhere 再造项目（或更悦耳易记一点儿）。人们想成为领袖，而不是追随者。

但是，仅有华丽的辞藻远远不够。医院的人懂得数据，也用数据来评判任何干预方法的成效。在谈论流程再造项目时，我们也需要用数字语言来讲我们的故事。

在急诊科项目开始之初，我们开发了几个简单的考量指标，然后在项目的进程中关注并测量这些指标。我们找出了每个患者在急诊室停留的时间以及每周收入院和出院患者的平均数量。在急诊项目组的每周例会上，我们都会回顾患者的停留时间。图 20-3 是我们利用测量的指标生成的一张图表。这是一张等候时间指数平均数趋势图（exponentially waited moving average，EWMA）。每天的计数构成了上上下下的锯齿状曲线，贯穿其中的是基础的趋势线，这是通过一种考虑当期权重比远期权重更多的计算公式算出的结果。

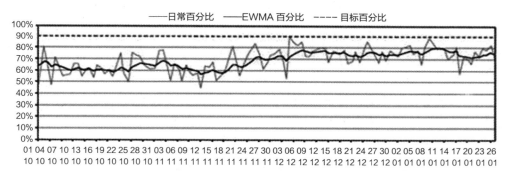

图 20-3　到急诊就诊 4h 内可离开的患者的百分数

更重要的是，我们将考量指标扩展涵盖了一套基于医院广义结果的指标，如总体医院占用、手术取消、院外候床人数，以及包括死亡率等很多测量质量和安全的指标，几乎都可以用 EWMA 图的形式展示。我们开始在每周五上午 8：00 召开医院范围的会议。任何员工都可以参加。在后来的 CEO 坚持下，我们还提供咖啡、面包圈和酸奶。会议开始由项目实施人员对当前的工作进展做一简短汇报，并对医院的一些测量指标进行回顾。高层管理者也会出席，还有很多来自医院各学科专业的临床医生也会参加。

医院的流程再造暴露出一个有趣的问题。开始的时候，我想通过医院的网站和博客向员工说明正在发生的事情。但医院是一个非常复杂的场所，理论上医院是私人的场所，但也是潜在的公众场所，对于以书面形式沟通工作的进程可能因其所处的环境不同被错误解读。很显然，如果采用的沟通方法不只是单纯用于促进流程再造者的本职工作，我们只能在项目组内保持信任，这样一来把未能达到预期的工作描述为实验更为安全，个人和机构的信誉也得以维护。周五早上的面对面会议使我们能够达成这一目标，这一例会形式也持续了很多年。

七、融入与保持

2003 年，Flinders 医学中心急诊科的患者流从如图 20-1 所示的极其复杂的系统转化为如图 20-2 所示的基础系统。按照到达急诊科的时间顺序接诊患者最开始先从急诊室的 B 区实施。从那时到现在，患者的接诊顺序一直按这样管理。几个月后，除了检伤分级 1、2 级或任何有明显生命及肢体威胁的患者，A 区也按照此规则接诊。正如在项目实施几年后，实习护士在出科考核时被问到怎样从候诊室通知患者就诊这一问题的回答，"患者按照先来后到的顺序就诊，不这样还有别的方法吗？"护士继续以护理小组的形式工作，有常规的病区查房，急诊医生团队进行指导而不再是独善其身的个体执业者，现在是"我们在这里怎样做的。"

庞大的急诊科总会不断面临新的挑战，永远不会一成不变。Flinders 医学中心的各科室不断增长的就诊患者数量就是一个永恒的难题。在流程再造项目开始时，每天急诊科接诊 150 人次已是大量，没多久，日急诊接诊量 200 人次已是常态，250 人次才算忙碌。但是，流程再造所带来的变化依然在发挥作用。

八、评估

在项目工作的第一年末，我们对整个项目进行了评估，并将其总结整理成文章发表于期刊（King 等，2006）。此刻，我可以展示 6 年稳定的系统评估结果。6年的时间对于总结医疗干预的结果是有实质意义的。急诊科的流程再造项目始于热情，期间又因急诊区域的重建而中断。6 年之后，急诊科发生了很大的变化，新的流程已经建立。因此，这 6 年的评估可以聚焦于流程这一主题，流程不会因为急诊科的重建而干扰，不会因此而受到影响。在文章的分析中我们提到，第一年是急诊工作项目开始前；第二年建立了流项目，第 3~8 年急诊科基本没有发生变化，高年资的员工很稳定，因而评估在相当合理稳定的外部环境下进行。第 6、第 7 和第 8 年，各种类型的外部压力，包括由于患者数量的增加，医院收治的住院患者数达到了其床位数容量的 105%，因而导致已办入院的患者在急诊等候时间的增加。因此，从第一年往前，顺理成章地提供了两项试验：首先，是流程再造前后的基本患者流；其次，是医院总床位数增加之前和增加期间新的患者流。Flinders 医学中心的急诊科和许多其他大医院的急诊科一样，有完善的计算机系统可以自动标记各种诊疗活动的实施时间。本章中的很多表格就是基于这个系统提供的数据所生成的。

表20-2 显示的是来到急诊科并在急诊室开始接受有实质意义诊疗的患者人数。急诊科不仅接诊成人，也接诊儿童患者。鉴于成人和儿童两个患者群体在管理上差别巨大，大多数表格聚焦于成人患者的数据。儿科急诊的工作具有很强的季节性特点（冬季感冒、咳嗽多见），临床和收住儿科病房的流程顺序也与成人有很大区别。表 20-2 显示在过去的 8 年时间里，患者就诊量增加了 25%，最显著的增加发生在第 6 年。

表 20-2　急诊就诊患者数

	患者总数	儿科患者数	成人患者数	儿科（%）	成人（%）
第 1 年	49 762	11 716	38 005	24	76
第 2 年	49 131	10 394	38 717	21	79
第 3 年	50 547	11 003	39 534	22	78
第 4 年	54 397	11 870	42 495	22	78
第 5 年	57 869	12 809	45 025	22	78
第 6 年	62 084	13 526	48 522	22	78
第 7 年	60 342	12 757	47 550	21	79
第 8 年	62 251	13 651	48 549	22	78

表 20-3 显示的是从患者来到急诊科并在急诊室开始接受有实质意义治疗的时间。综观澳大利亚，据推断所有检伤分级 1 级的急诊患者都是到达医院即刻得到救治，因此分类 1 级的患者标记的接诊时间都是到达急诊的时间。表中所示的是检伤分级为 2、3 级的患者从到达急诊到开始接受实际意义治疗的时间是轻度增加的，而对于检伤分级为 4、5 级的患者，这一时间则大大延长。总体而言，随着年份的增加，检伤分级为 2、3、4、5 级的患者开始接受实质治疗的时间越来越趋向于均等。

表 20-3 开始有实质意义治疗的时间（min）

	检伤 1 级	检伤 2 级	检伤 3 级	检伤 4 级	检伤 5 级
第 1 年	0	8.7	33.1	69.3	99.9
		（±16.3）	（±41.7）	（±70.1）	（±125.2）
第 2 年	0	9.8	35.9	63.4	68.9
		（±14.0）	（±40.9）	（±64.1）	（±98.7）
第 3 年	0	11.1	40.3	48.8	44.6
		（±16.7）	（±42.7）	（±46.4）	（±47.9）
第 4 年	0	10.7	35.4	44.1	47.9
		（±15.0）	（±40.2）	（±44.9）	（±52.6）
第 5 年	0	11.6	36.9	45	46.5
		（±18.1）	（±42.8）	（±46.3）	（±51.1）
第 6 年	0	11.6	36	42.3	43.5
		（±17.4）	（±40.6）	（±42.5）	（±43.0）
第 7 年	0	13.3	41.7	46.4	47.1
		（±19.9）	（±50.7）	（±51.5）	（±46.5）
第 8 年	0	12.8	36.9	45.1	49.3
		（±19.3）	（±44.7）	（±47.5）	（±53.8）

表 20-4 从分诊时间与接诊时间的一致性分析不同检伤分级患者的救治情况。一致性并不是急诊项目的主要关注点，但却是其他人员评判的一个主要指标。对检伤分级 2 级患者接诊时间的遵从减弱（对 3 级遵从的程度稍轻）被 4、5 级患者接诊时间的改善而抵消。的确，我们在这个国家的这个地区做到了最好。

表20-4　与分诊时间的一致性

在检伤分类基准时间内看医生的患者占比（%）				
	检伤1级	检伤2级	检伤3级	检伤4级	检伤5级
第1年	100	78	66	59	70
第2年	100	73	62	62	81
第3年	100	67	56	70	93
第4年	100	69	62	74	90
第5年	100	68	62	73	91
第6年	100	67	62	76	94
第7年	100	62	59	73	92
第8年	100	63	63	74	91

表20-5显示了各类检伤分级患者所占的百分比（百分数是四舍五入，所以相加起来不一定是100%）。如表所见，各级检伤分级患者所占的百分比相当稳定，随着年份增加，呈现向更低分级的患者数量增加的漂移（从2级到3级的增多，从4级到5级的增多）。有可能来急诊室的这类患者随着年份的进展确实有所改变，但更可能的解释是较低检伤级别患者的救治流程得到改善，分诊护士更愿意使用低的分级，因为不会像从前一样因为无望的等待遭到患者的指责。

表20-5　各类检伤分级患者所占百分比（%）

	检伤1级	检伤2级	检伤3级	检伤4级	检伤5级
第1年	2	16	37	42	1
第2年	2	16	37	43	2
第3年	2	14	38	44	2
第4年	1	14	41	40	4
第5年	3	13	41	38	5
第6年	3	13	43	42	6
第7年	3	13	40	39	6
第8年	3	12	41	37	7

表20-6显示了急诊科随着年份进展越来越拥挤的问题，是在急诊花费8h或更长时间就诊的患者人数。很明显在2008年和2009年在急诊停留时间较长的患者人数比例突然上升。值得注意的是，大多数在急诊科停留超过8h或更久的患者是成人。而儿童在急诊科停留较长时间的人数比例不超过2%。

表 20-6　在急诊滞留 8h 以上的患者数量

	急诊就诊人数	在急诊滞留 8h 以上的患者数量	所占百分比（%）
第 1 年	49 762	7398	15
第 2 年	49 131	8549	17
第 3 年	50 547	7077	14
第 4 年	54 397	7424	14
第 5 年	57 869	8664	15
第 6 年	62 084	10 174	16
第 7 年	60 342	12 768	21
第 8 年	62 251	13 564	22

表 20-7 显示的是患者总体在急诊科平均停留的时间，加上标准差，显示在急诊停留时间的变异。这张表只是成人的数据。从这张表可以看出，对于离院的患者，在急诊科停留的平均时间在第 3 年后下降，但第 7 年和第 8 年又回到流程再造之前的水平，不过在第 3 年之后标准差有所缩小，而且此后一直维持在较小标准差水平。对于收住院的患者，在急诊停留的平均时间在第 3 年呈现下降，但在第 7 年和第 8 年又增加恢复到流程再造之前的水平。

表 20-7　成人患者在急诊室就诊的平均时间（h）

	收入院		离　院	
	平均数	标准差	平均数	标准差
第 1 年	8.5	7.9	4.1	3.5
第 2 年	9.5	7.9	4.1	2.8
第 3 年	7.8	6.2	3.7	2.5
第 4 年	7.6	5.8	3.7	2.4
第 5 年	8.2	6.4	3.8	2.7
第 6 年	9	7.3	3.8	2.5
第 7 年	10.3	7.6	4.1	2.9
第 8 年	10.7	8.1	4.2	2.9

其实，对可以离院的患者进行治疗实际上所花费的时间并没有因为我们的流程再造而发生任何变化。患者在急诊的时间更多的是花在等待每一个诊疗项目而不是真正的治疗时间。时间的减少以及变异主要反映的是等待开始治疗时间的缩

短，一旦实际意义的治疗开始，流程改进的贡献较少。

表中的数据并没有告诉我们全部的故事，但有一个表格非常重要。我们改变了接诊患者的流程，将原来以检伤分级为基础的排队过程改为价值流的方法。这种排队方式与现存的流程截然不同，非常重要的是这种流程的改变并没有给患者带来任何伤害。表20-8的数据充分证明患者更快地得到治疗，而且并没有频繁地返回急诊。此外，由于流程的变化，没有等治疗完成就离开的患者比例减少了一半，尽管后来急诊就诊人次增加，这一比例仍然保持在较低的水平。

表20-8　没有等到接诊或24h内又返回急诊科的患者比例

	急诊就诊人数	没有等到接诊（%）	24h内又返回急诊科的患者数	占比（%）
第1年	49 762	6	512	1
第2年	49 131	5	463	0.9
第3年	50 547	3	475	0.9
第4年	54 397	3	572	1.1
第5年	57 869	3	647	1.1
第6年	62 084	3	729	1.2
第7年	60 342	4	614	1
第8年	62 251	4	641	1

有一个数据更能说明发生的变化。澳大利亚人有个特点，一旦患者在医院的诊疗出错，非常容易向医院索赔。医院也设立了专门部门和人员处理可能因医疗环节出错导致的退费与索赔。对于纠纷的案例处理流程越来越正式，专职人员要"公开文件"，回顾整个诊疗环节，提出解决方案。在第1年筹备流程再造的阶段，急诊科有13例投诉。投诉的案例包括了在急诊科死亡的病例，患者家属认为患者的死亡本来可以避免。

第2年，纠纷的数量降至5例，且直到第7年一直保持在此水平，第8年为8例，2009年为9例。令人欣慰的是，自第3年以后，纠纷的病例很少涉及死亡病例。处理这些纠纷病例不但耗费人力，还有直接赔付的花费。据合理估算，解决1例纠纷的平均花费大约为50 000澳元。假设纠纷数量停留在2003年的水平，即使不校正急诊就诊人次增加的因素，也至少会有100多例纠纷投诉，按此估算，仅此一项就节约了至少5 000 000澳元，远多于在此期间流程再造项目的总花费。

◎ 短时与长时

急诊科的工作教会我们大胆、有准备地应对医疗流程再造所带来的巨大变革。这种将工作分解为短时和长时价值流的方式也成为一种模式。作为临床医生，我们永远在关注所从事的工作中临床部分的安全与质量。作为流程再造者，急诊科的项目将我们从流程中的临床部分拉回来，开始思考流程步骤。从那时起，我们开始寻找短时工作价值流和长时工作价值流，并在可能的地方将其分开考虑。

短之所以短是因为流程步骤（工序）有限。短时工作当然并不是简单的工作。急诊科的工作强化了短时和长时这一概念应用的意义，而不是简单与复杂之分。急诊科医生对此感慨承认，让患者数小时的等候做了他们一半的工作，因为当患者见到医生时，其临床症状要么已经自行缓解，要么充分显露。快速接诊 B 区的患者意味着需要医生更熟练地判断，而不是要求更低。在流程再造初期，临床医生可能会觉得到 B 区工作无聊，因为做的是短时工作，不如在 A 区工作满意度更高。不过，在 B 区的短时工作要求有更高的正确性，对临床的挑战以及看到流程改进所带来的流动感，不久就折服了这些医生，要说有什么区别的话，他们会优先选择到 B 区工作。

九、小结

患者流的再造将 Flinders 医学中心的急诊科从悬崖边拉回。

急诊科当时已变成了于患者和医生而言都存在危险的地方，不只是忙碌、拥挤不堪，有时甚至乱成一团。而现在，一切如常。

我们并没有询问患者对这些变化的感受，这是一个明显的缺陷。不过，与没有完成在急诊科的治疗就离开相比，他们不再有更多对急诊服务的强力排斥。图 20-4 是向医院管理者所做的汇报，显示至少对患者而言，流程再造项目使患者对医疗服务有更高的接受度。在项目实施之前，急诊科每个月等不及接诊（Did not wait，DNW）的患者比例高达 6%（当时这一比例攀升到 10%）。经过患者流再造之后，这一比例减少一半，而且在随后的年份中这个比例每个月都在下降，尽管急诊就诊人数从当时的每月 4000 人次增加到后来每月近 6000 人次。后来的几年中，由于医院变得更加拥挤，DNW 的比例稍稍有所上升，但从未达到之前的水平。

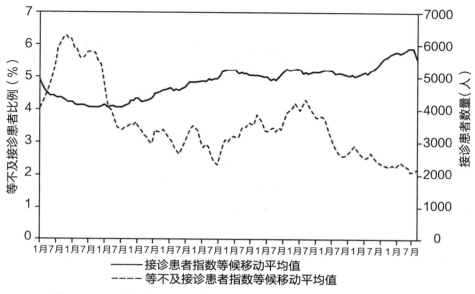

图 20-4 月度急诊就诊人数指数加权移动均值及等不及接诊的患者比例

急诊科工作项目的影响改变了患者的内部流向，也改变了现有的排队规则。不同于我们以往所采用的流程再造战略，这种改变是富有成效且可持续的。在某种程度上，急诊科能够一度恢复平静。严重不良事件的发生频率大大减少。有一位高年资护士全程参与了这个时期的工作，深有感触地说："我们一直都很忙碌，但从来没有感觉到如此安全。"

作为参与者，创建可持续改进的要素似乎是需要让当权者意识到危机已发展至"必须要采取措施解决"的程度，以便有可能获得授权和持续的支持。我们由陷入战略困惑到后来绘制全流程图。全流程图的绘制阶段建立了参与员工的认可，正是这些人开发了根本性的患者流再造，并在后来得以实施。流程再造的核心动力如同人的心脏，是道德约束。正如 Di King 博士所说："这并不取决于医院对患者来急诊就诊的动机评判，而决定于他们的医疗价值。我们的任务是向每一个寻求医疗服务的人提供安全的照护。"更公平的流程得到开发并应用，这种流程已经成为覆盖澳大利亚很多医院的标准规范。

（杨雪松 译，杨雪松 校）

157

Part 21 班后医疗项目：案例研究

我们从急诊科的工作中学到了很多东西。它帮助我们理解了"医疗卫生"中价值流的含义以及价值流在流程再造过程中所产生的影响；它证明了有效管理所发挥的核心作用以及管理如何为流程再造提供保障；它展示了绘图与追踪技术如何构建权限以及任何一个改进都会成为下一个发展的平台。这一案例研究应用了所有这些学到的方法，甚至更多。它所展示的成果，在某种维度上不仅是医院基本功能和活动中体现精益思想的一个重要里程碑，同时也是为了应对安全问题而启动重大项目的又一实例。

在本文中，下班后的医疗被称为"班后更安全的医疗"，虽然重点针对如何使下班后的医疗更加安全，但该项目涉及许多领域，适合更通用的标签。因此，从这里开始我们将该项目称为"班后医疗项目"（care after hours，CAH），简称 CAH。

一、问题

当 Flinders 医学中心开始医疗流程再造时，我还是临床管理兼医疗流程再造的主任，但3年后，安全质量管理项目正式立项，成为独立于医疗流程再造的另一项目。尽管如此，这两个项目仍然密切相关，也正是临床管理小组发现了班后医疗存在的问题。他们调查了下班后发生的一系列严重不良事件。通过对这些事件的分析发现存在的各种各样的问题相互关联，而且这些问题会给下班后的患者安全带来巨大风险。具体问题如下。

1. 下班后护士和医生之间的沟通问题导致患者的检查延误。

2. 患者的检查延误反馈不一致。

3. 医务人员之间的工作量分布不均使得管理复杂的工作量变得困难。

4. 下班后的时间出现医疗问题时获得专家临床支持的机会不一样。

5. 跨学科的交接过程随着时间的推移会发生变化。

◎ 授权和许可

随后，在有关授权和许可之间的区别上，我们得到了一个严重教训。医院主管领导被临床管理部门提到的担忧所说服，授权由护理部主任主持的项目管理组来监督流程再造项目，并由临床管理、医疗流程再造、资深临床医生以及相关服务部门经理参与。

除了已有的信息，又收集了少量额外的信息，包括对各种不良事件的分析。这些信息被呈现在一次大型会议上，与会者包括高级医疗护理人员以及很多更年轻低年资的班后医疗护理人员。会议的目的不仅是提供相关问题的信息，也希望为之后的项目工作提供支持。对流程再造的术语而言，会议的目的是获得整个机构高级职员的许可。会议以呈现数据的方式开始而非更多参与的过程，随后共同参与的讨论表明，下班后的工作过程是一个棘手的问题，特别是在医疗实践方面。

回顾历史，在 20 世纪 70 年代，当我还是一个初级医务人员时，初级医生的工作时间很长，每周工作长达 100h 甚至更长。对于初级医生而言，长时间的工作时间仍然是常态，但这样极端的工作时间已不再被接受。尽管如此，关于初级医生的合适工作时间的争论一直在持续（Smith，2013）。

对于初级医生的工作时间应该与普通工人的工作时间一致，原因有很多。只有一次，作为一名外科实习生，我连续上班工作了 60h，在与患者谈话的时候我真的睡着了，但是医生们认为，缩短医生工作时间的基本理由是，疲惫的医生会做出错误的决定。这一观点在南澳大利亚一直存在。在那里，历经 20 年的时间，一系列的行业决定逐渐将初级医生的工作时间限制在常规的每周工作时间内，超时工作时间要付加班费，对保障充分的轮班休息时间也做了严格规定。

一个行业规定可以让一组医生每周工作 37.5h，公共部门机构必须执行这样的裁决。但是工作时间的缩短也意味着可用的医疗时间减少，而医生需要花费很长时间培训。在南澳大利亚，医生工作时间的改变是在没有确保有大量的额外医生可用的情形下开始施行的，或即使有医生可用，却没有额外的经费来支付必需的费用。

回到与工作人员进行的 CAH "许可" 会议上，很明显，主要的临床服务已经花费了相当多的时间来开发符合 "判决" 的排班表，这一点众所周知。单位领导不愿意改变安排，且不愿意相信提交的数据。高级临床工作人员指出，由于下班后的时间涵盖了很多个 24h 周期，事件的发生可能不只限于工作时间内，因此对不良事件的信息的解读可能有些过度，也许情况并没有那么糟糕。这些观点遭到年轻医生和护理工作者的强烈反对，他们实际上参与了大部分下班后的医疗服务。最终，会议的结论是大家一致认为还需要提供更多的信息，也需要进行更详细的调查，将结果反馈给更多人。只有完成这些调研才能决定是否开展干预计划。

无论医院主管领导或医院董事会担忧什么，该项目都需要获得所涉及部门的大多数高层员工许可之后才能继续进行。同样明显的是，在开展详细的诊断工作之前需要进一步确定 CAH 的范围。

二、定义范围

大型医院是一个独立组织，但其日常功能运行更像是一系列半自治的事实医院。Flinders 医学中心就是典型的例子。在 Flinders 医学中心有一个大型的成人医院，包括做择期手术的部门和急诊科，这些功能就是一个事实医院；还有一家小型的儿童急诊，功能也像一个事实医院，主要致力于处理儿科常见的紧急情况。此外，还有一个事实妇产医院，承担大量的择期或急诊的产科及妇科诊疗工作。

在所有急性病治疗医院，急诊科是所有实际医院的主要门户。无论员工有什么样的问题，急诊科的"灯光总是亮着"。Flinders 医学中心的急诊全天 24h 开放，配备齐全，拥有自己复杂的排班表和工作方式（如第 20 章所述），医院的大型重症监护病房（ICU）也是如此。尽管医学界做出了最大的努力，但婴儿仍然会在白天或黑夜的任一时间降生。妇产医院根据国家指南要求的人员配置制订了人员花名册和排班表，而且该花名册与医院其他部门之间的交叉有限。儿童的疾病特点是发病快，但幸运的是恢复也快。儿科部门已经有自己的安排来应对他们的工作量，一般情况下儿科都能自给自足地解决自己科室的问题。

从该项目一开始，CAH 的重点就放在组成了择期及急诊这样一个事实医院的成人内外科病房组织流程。在这些病房里，很多可以在晚上熄灯，这样那些能够睡觉的患者可以入睡。

考虑到这些因素，大家商定 CAH 项目的基本工作范围重点放在成人内-外科病房，针对病房内的所有患者下班后（晚 6：00 至早 8：00）的时间，从患者到达到出院的全过程的医疗护理安排。在整个 CAH 项目的生命周期内工作范围一直维持在此限定内，并没有扩展到内外科医生的下班后工作时间，他们的工作执业不在 CAH 项目管理的工作范围之内。无论班后的医疗涉及什么问题，在员工的非工作时间上指望医生都会被认为适得其反。

◎ 医疗服务模式

尽管医疗卫生被认为以科学为基础，但医疗卫生行业的从业人员也会与其他群体一样受到时尚的影响，追风赶时髦。近年来，"医疗服务模式"一词已经悄然成为医疗卫生管理领域的流行用语，CAH 的重新设计也未能免俗。然而实际上对于什么是真正的医疗模式还没有明确的定义，但这个术语最好用来作为区分谁、哪里、什么、从何而来的简写。

医疗卫生是知识性工作。医疗卫生知识工作者工作的具体细节最好还是留给他们自己来完成，包括他们如何将其显性知识（从课本和权威处习得）以及隐性知识（从经验习得）更好地用于个体患者的诊疗，还包括专家与知识工作者的工作方式，以及他或她需要报告的知识工作者同事。

流程再造并不改变技术上"如何"操作（如何做腹腔镜阑尾切除术，如何治疗心脏病发作）。技术上"如何"操作的事，需要留给知识工作者以及他们知识工作的监督者来完成，这不是流程再造的内容。一旦跨项目管理者中的流程再造工作人员在不具备相关专业知识的情况下试图告诉知识工作者他们在技术方面如何去做，他们很快就会失去和这些人的合作。就在写这篇文章的前几天，我看到一位内科主任着手再造一个重要合作项目，因为在与关键内科医师（还有她的临床同事）在讨论医生应该花费多少时间评估一名新患者的问题上发生了争论，因此失去了这名关键人物的支持。

一个知识工作者如何执行他或她特定的知识工作任务不在这个范围之内，我所参与的医疗项目的大部分其他流程再造也未涉及这部分工作任务。但是，在一系列技能熟练的知识工作者中，谁能在变革过程中迈出关键的一步？在哪里有工作要做，有哪些可能是非技术性的或其他步骤，在学习之后，可能会被删除而不影响质量安全或以另一种不同的、更标准的方式完成——这些都是流程再造的领域，作为一种合作性活动，把"应该怎么做"的问题留给知识工作团体。

将谁、什么、在哪里三个元素捆绑在一起成为一种医疗模式并不存在任何本质的问题。令人沮丧的是，使用医疗模式的概念来实施是自上而下的模式，而不是识别要解决的问题，为改进的模式设定目标或预期结果，然后支持相关人员去找出如何最好地实现目标。所以即使改进的模式是好的，它被强加的事实实际上也会导致一些抵制、不情愿和不良行为。

使用有建设意义的医疗模式，CAH 项目的范围被认为是改善了下班后的医疗服务，使医疗更安全，并为从事大部分工作的人员提供一个安全、满意和可持续的工作环境。经过反思，这更像是一个目标而不是工作范围，但它清楚地表明，CAH 的重点是针对成人的内 - 外科医疗服务。

接下来是将近 11 个月的诊断工作，深入了解日常工作的组织形式，了解真正的问题所在，并为 CAH 过程再造干预建立许可。

三、诊断

第一步是收集关于医疗需求的一些基本信息以及可以应对这些需求的工作人员。

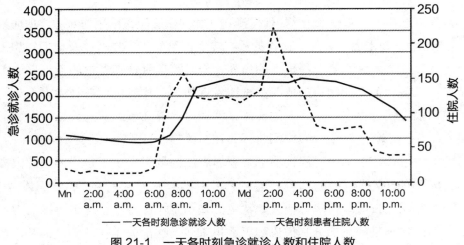

图 21-1　一天各时刻急诊就诊人数和住院人数

数据统计从午夜开始。图 21-1 所示的数据清楚地表明午夜后的几小时内患者收入院率迅速降低。上午 7：00 左右，入院人数急剧上升，此时急诊科过夜的患者开始转到病房。随着择期住院患者开始到达并住院，其数值继续上升。图 21-1 所示的数据显示下午 2：00 左右是住院的高峰期，这是持续的择期入院和急诊入院患者的叠加影响。重要的是，相当一部分患者办理入院持续到晚上 10：00，这些主要是白天来看急诊的患者。

患者需要照顾。图 21-2 对比了进入内 - 外科病房的患者人数以及每天每小时可以照顾患者的初级医生和护士人数。

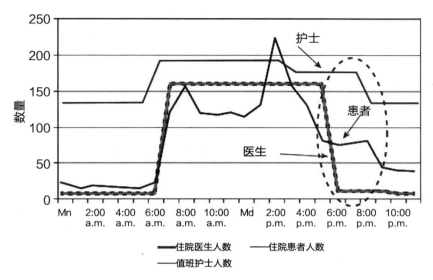

图 21-2　护士、医生和班后患者住院人数

　　护理人数在 24h 内保持相对稳定，但在医院工作为内 - 外科住院患者提供照护的初级医生的数量在急剧变化。医生的数量从工作时间的 160 人下降到晚上换班时的 11 人再下降到通宵值班的 7 人。图 21-2 中圈定的区域对应的是可用医生数量急剧下降的时期，与进入病房患者人数的下降不成比例。

　　这些图表并不能说明全部情况。在需要的时候有些高年资医生可以被呼叫到现场协助值班医生。当值班医生需要更资深的专业建议时，这些更高年资的医生就会被呼叫。他们通常不会被要求对患者进行较常规和即刻的处置。不是所有的高级医生都对被呼叫有同样的热情，更不用说被叫到现场了。但是，正如前所述，顾问的工作情况不在 CAH 的考虑范围。

（一）追踪

　　下一步就是努力了解更多工作方式和实际工作的信息，了解在整个 24h 内低年资医生和护士工作方式以及实际工作有何不同。我们通过请求医生和护士进行自我追踪，填写规定工作时间内的个人工作日志表单。自我追踪提醒了我们需要关注的问题，但 CAH 治理组认为自我追踪还不具有说服力，还需要拿出更直接的证据。为了拿出证据，CAH 支持了一个大规模的项目，追踪员工的工作情况，在一个持续几个月的项目中，对不同团队的医护人员每天24h的实际工作进行全程追踪记录，目的是建立一个关于谁、在哪里、在做什么的精确图像。

在治理组的支持下，各类医疗和护理管理人员和高级职员花时间追踪护士和医生的工作，这获得了一些意想不到的副产品。许多护理管理者已经很多年没有花时间直接接触临床一线的员工了，当然，他们会四处走动，与护理人员交谈，但是并没有仔细了解日常的实际工作是如何完成的。有时，高资护士管理者并不喜欢他们所看到的东西，但是这却反映了很多病房实际发生的情况，让他们有了更多的了解。通过让医生追踪护士和护士追踪医生的办法，每个人都对班后医疗究竟发生了什么有了全面的了解。

虽然专家对于制订治疗计划、门诊患者的治疗以及外科手术和手术操作都非常重要，但在教学医院中日复一日的与患者相关的医疗工作主要是由接受不同阶段培训的医生小组承担的。追踪调研的数据表明，根据医生在研究生培训中的进步程度，在临床角色和活动方面存在显著差异。

最初级的医生是刚刚毕业不久的实习生。白天，实习生花大量的时间跟着他们更高年资的同事，至少在医疗方面，做各种各样相当琐碎的具体工作，例如安排患者各项检查、写病历、开医嘱，等等。虽然在晚上和深夜，他们花更多的时间直接接触患者，但他们的时间仍然被一些相对常规的工作所占据，例如采血、输液或记病程。他们只有大约15%的时间花在评估需要更具体的医学专业知识的临床问题上。

接下来是第2年和第3年的全科医师，他们将继续接受几年的临床医学培训。他们把大约15%的时间花在日常工作上，30%的时间用来评估现有的患者，30%的时间用于新患者（剩下的25%时间用于沟通和行政活动）。最资深的初级医生为了成为专家也被要求参加项目培训。他们花了高达50%的时间处理新患者，30%的时间治疗现有患者。往往当他们值班时，他们大部分时间都在急诊室看可能需要入院的新患者。

护理工作的方式在整个24h内比较一致。总体而言，病房护士20%或30%的工作时间用于对患者面对面的直接护理，约10%的时间用于患者护理前需要做的准备工作（如准备治疗车、药物等）。大约10%的时间用于正式和非正式的相互沟通交接班；10%的时间用于书写护理记录；5%～10%的时间巡视病房、找东西；休息时间约10%。其余20%～35%的时间花在做其他维持目前这一工作状态的事情，共101项。白天和班后时间工作的主要区别在于班后更多的时间用在准备需要做的事情上。

在下班后的时间里，护士和医生在很大程度上生活在两个相互平行的世界，主要通过传呼系统联系，显然不那么高效。

（二）"前台"和"后台"

追踪信息还明确显示对于医务人员而言，夜间与白天医院的工作环境截然不同。白天，实习生、住院医和专科住院医师组成医师组在专家指导下工作，主要照护他们自己病房的患者，或者以局外人的身份参与其他病房医师组的工作。但在下班后的时间，白天单个的病房医师组合并成更大的病区医师组。工作人员也分成几个小组，"前台"工作小组负责急诊以及其他灯光常开的病区，"后台"工作小组主要负责大多数患者准备入睡、可以熄灯的病房工作。"前台"的工作人员来自少数内科和外科专科住院医师以及住院医，主要工作在急诊接诊新来的患者，而"后台"的工作人员是内科和外科实习生，以及其他较低年资的医务人员，负责全院各个病区内科和外科患者所需的即刻医疗工作。当实习生遇到问题时，可以向高年医生寻求帮助，不过现实工作中，每个小组大多以自主的方式开展工作。

追踪的信息非常丰富，但如果想将其作为再造的基础，则需要一个更便于识别的内部结构。我们有很多的数据，而且正在努力把它们转换成有用的信息。

四、四个主要工作流

在整个 CAH 项目成员包括流程再造人员、临床和管理人员参加的数据审查总结会上，项目取得了突破性进展。在此之前，我们一直在思考以学科组和（或）价值流相关的工作，基于临床结构，如药物治疗或手术为价值流，基于地理位置（如12A 病房、1B 病房、急诊科），或短时患者护理或长时患者护理。但是从已有的追踪数据中没有能够很好地描述与各种角色相关的工作模式，以及这些工作模式中上班时间和下班后的变化。从追踪的数据中发现，我们需要将医生和护理工作分开，以完全不同的方式去考虑医生的工作。

我们意识到如果将医疗工作按照四大独立功能区分，这些追踪数据能变得有意义，即接收新患者、诊疗推进、患者维护以及对不稳定患者的应对，医疗工作和追踪数据就会变得有意义。然后，我们可以跨这些功能分配特定的活动，以便形成与功能相关的工作流。我们将四个工作流命名如下。

1. 新患者的工作。
2. 诊疗推进。
3. 维护工作。
4. 不稳定患者的处置。

（一）新患者的工作

新患者的工作是指当患者被评估为有潜在或实际的入院指征时，必须进行的临床和组织工作。在 Flinders 医学中心等公立医院，患者到急诊科就诊由急诊科的工作人员接诊并评估，然后急诊科医疗组将患者"提供给"住院部的临床医疗小组。经过会诊协商，一名负责患者收入院的医生，通常是专科住院医生，同意对患者进行评估。该医生需要查看患者的临床病历，对患者进行体格检查以及一系列诊断检查。一旦明确需要入院，专科住院医生通常会针对至少一项临床诊断所涉及的问题制订初步检查和治疗计划，并开具处方或采用其他治疗方法。如果患者需要立即进行手术，专科住院医生可以提醒相关人员准备好转运车并通知手术室准备手术间。

一旦为患者找到住院床位，完成所有相关的文书工作，患者即可入住到病房，病房分管护士会将患者安置在病床上，并开始必要的观察和治疗。

在某些时候，患者将由整个医疗团队进行会诊，包括负责该病例的高级医生。有时医生会在患者入院时咨询高级医生诊疗建议，偶尔高级医生也会在班后时间到医院会诊处理特别困难的病例或进行手术。虽然私立医院新患者的处理模式与此相同，但除了澳大利亚最大的私立医院外，绝大多数新患者的诊疗工作由患者自己的私人专科医生完成。

（二）诊疗推进

一旦患者入院，针对患者目前身体或精神异常的状态的诊疗计划即将实施，目标是转化为有价值的健康结果。诊疗推进指的是推进该工作计划所需的全部临床和行政工作。诊疗推进是从新患者入院一直到完成治疗出院的过程，并且如果需要的话，将会延续到后续临床随访、复查完成。对于病情复杂的患者，还可能包括全方位的 X 线和病理学等一系列辅助检查。在可视化管理和患者委员会的案例研究中，将进一步探索更好的方法来协调许多不同临床小组的工作。

（三）维护工作

许多非特异性的工作必须持续进行以支持诊疗计划的推进。我们发现很难找到一个合适的术语来描述这项工作，尽管我们一谈到该项工作就都能知道它指的是工作流本身。为了便于统称，我们称之为"维护工作"。

实习生和接受培训的第二年住院医承担了大部分相关工作，维护工作涉及静脉穿刺输液和穿刺位置调整（或在当地流行使用被称为"Jelcos"静脉穿刺包），书写诊疗计划、安排各项检查和记录诊疗事项等。

对于护士来说，其工作涉及整个流程，包括照顾一群卧床患者的个人日常心理和身体所需的全部工作，以及管理、支持医疗进程和日常医疗所需的消耗品的供应链。维护工作本质上并不需要详细了解患者的临床状况，但需要与患者进行面对面的维护工作，也是了解患者身体和精神状态的机会。

（四）不稳定患者的处置

患者处于各种稳定的临床状态下，不一定需要特定的资源支持。但急性疾病患者的病情非常不稳定，可能发生快速变化，这类患者通常放在重症监护病房进行管理。监护病房的护士患者比例为1：1，医疗专家也需要总是在场，提供各种各样的技术、设备对于患者的临床状态进行监测。患者中有许多需要各种方式给予呼吸支持，不过这不是常态。

另外，还有外科高度依赖的病房手术恢复室，以及冠心病重症监护室，在这些病房，需要在相对较短的时间对患者进行密集的监测、观察和管理。这些病房所需配备的医护人员与患者的比例要高于普通病房，同时要求医护人员熟悉并使用各种专门设备。

在医院治疗的其他患者由住院病房进行管理。当病房内的患者接受护理和医护人员的观察时，大部分人病情保持相对稳定。但是，总会出现患者的临床状态突然恶化的情况，其生命体征变得不稳定。识别和应对不稳定是护士和医生的关键任务，医院有各种操作方案来应对临床患者病情恶化的突发情况。在重症监护室外，当患者病情突然恶化时，要求做出反应的临床工作人员可能与诊疗方案推进或维护的工作人员不同，因为稳定恶化患者所需的技能与按计划推进诊疗进程的技能截然不同。

有了不同工作流员工可能会参与的组织概念，我们现在可以弄清楚谁、在什么时间、做什么样的工作；我们可以使用诊断过程来识别真正的问题并为流程再造工作项目构建许可。

（五）24h 内的工作流的分布

新患者的诊疗工作基本上每天 24h 都是一样的，新患者在晚上几乎完全是由初级医生中资历最高的人负责，例如值班的内科专科住院医、外科住院医或心脏病专科研修生。夜班会特别忙碌。从急诊收入病房患者的新患者诊疗工作几乎从午餐时间一直延续到傍晚，并留给夜班值班的医疗人员（其中一些人可能也在白天工作）患者接诊不少患者的工作。

诊疗推进工作是临床团队在病房和临床部门的主要职责，只有在正常的工作时间即早上 8：00 到下午 6：00 的时间段里才能以整建制团队形式发挥作用。白天，通常由临床队伍中较高级别的成员进行临床决策，较初级成员进行必要的安排来落实诊疗计划。一些护理进展工作仍在晚上进行，但由个别医生而非整个团队来完成。有些诊疗推进工作持续到晚间，但是由单个医生而不是整个团队成员在实施。有些时候诊疗推进工作是由白天曾参与过该项诊疗推进方案的团队成员中的某个医生在晚间值班时继续，但通常是被转交给未曾参与到患者白天诊疗过程的医生进行。在夜班期间进行的诊疗推进工作极少。表 21-1 总结了 24h 期间跨工作流任务的分布情况。

表 21-1　24h 期间工作流任务的分布情况

工作类型	白　天	晚　间	夜　间
新患者工作	++	+++	+
诊疗推进	+++（团队）	+（个人）	－
维护工作	++	++	+++
不稳定患者	++	++	++

维护工作会进行一整天，每个医疗或手术团队的成员都会进行各自的维护工作。下班后，较低年资医生花大量时间在夜班期间进行跨科的维护工作。其结果是，几个病房的班后护士只能联系同一名值班医生，这显然会带来沟通问题，而且导致一些初级医务人员的负担过重。

不稳定患者的工作可能发生在白天或晚上的任何时间，并且识别临床病情的恶化严重依赖于病房护士的观察。晚上，如果护士担心患者状况，他们第一个需要联系的是值班覆盖该病房的初级医务人员。从追踪数据可以清楚地看出，当值班医生试图做出回应时，首先要了解护士担心的是哪个患者并且要对患者的情况进行评估，但如果病情不是非常严重，值班医生也会根据各种病情状况以及所需要医生处理的时间尽可能安排救治的优先次序。如果病情危重，那么任何一名护士或医生都可以要求专科医疗团队到场。

五、真正的问题

我们现在已经看到真正的问题所在，并将追踪数据和我们对真正问题的表述呈报给临床管理人员，如果要继续流程再造项目，我们需要获得许可。我们所识别的真正问题如下。

1. 缺乏一个支持下班后工作的团队架构，人们只负责自己专业／部门相关的事务，而忽视了其他区域的需求。

2. 没有部署资源来匹配工作流程或需求的变化。

3. 没有灵活的机制快速响应特定班次的不断变化的需求，特别是在人力最少的夜间值班期间。

4. 如果白天的工作还需要留到夜间再完成，随着夜间医疗资源的减少和入院患者的增加需要处理的事情队列会越拉越长。

在我们的报告中，我们总结了诊断信息，记录了医院在24h期间改变其重点工作的程度，并描述了四个工作流。图21-3是我们用于总结迄今为止工作的A3图中的一个分析的修改版本。展示对每个参与的人都有意义，我们最终获得了进入干预阶段的许可。

讨论/分析：

医院在24h内会经历3个不同的时区，分别为日间的8 am-5 pm，晚间5 pm-10 pm，夜间10 pm至次日早上8 am。四大工作价值流已经确定跨越了所有时区——新患者接收、维护工作、诊疗计划推进以及不稳定患者的护理。工作的重点需要随着时区而变化。

◆ 日间医院专注于诊疗方案推进实施工作（以决策和会诊为典型）。

◆ 晚间医院专注于管理新患者工作（基于急诊）。

◆ 夜间医院专注于维护工作（基于病房）。

不稳定患者工作在24h内打断了其他工作流程，这可能是各个工作人员群体关注的重点。下班后医疗管理通常由实习生发起，依靠从护士到实习生、从实习生到更高年资的医务人员的多重"拉动"系统。而处于在大量维护工作和新患者工作中可能会失去其紧迫感。

为了护理不稳定患者，则可能打乱对整个患者群体的基本照护。

诊疗推进工作在白天由医疗团队进行；在晚上，个别医生可能会将继续诊疗推进的工作优先于其他患者所需要的维护工作而实施。

新患者工作在24h内以相同的方式进行管理，下班后由住院医师/专科住院医师负责。

维护工作优先级较低，因为医务人员都会努力在晚交班前完成白天所需实施的诊疗推进工作。

目前的状况下，资源还没有被配置来匹配价值流，也无法灵活快速地应对给定转移的变化需求。随着夜晚时间的推移，资源减少，入院增加，白天留下的工作造成了更多的排队。

护理工作在24h内变化很小，但是护士和医生的比例会在时区之间变化，从1：1到晚间及夜里的16：1。3级及以上的高级护理人员数量从日间的百余人变为夜晚只有一个医院总值班。

假设：如果工作能在指定的时区内完成而不是从前一个时区转移到下一时区，那么需求就可以由现有的人力资源通过系统改善减少变异、提高可视化管理和建立沟通系统来满足。

图21-3 班后医疗项目的真正问题分析

最重要的是，工作组织中存在的问题显而易见，主要任务是在现有资源范围内改进工作实践，而不要试图让时间倒流或寻求额外的资源。

六、干预

作为第一步，医院行政部门同意支持一项改进活动，组建了流程再造的医疗团队，包括来自内科和外科服务部门的 40 名初级医疗和护理人员参与这项工作，医院管理人员也参与其中。在许多精益的"剧本"中，"改善"（kaizen）或者说是改进，活动花费了 5 天的时间，主要针对一个特定的问题，并打算在 5 天的时间内从分析一个问题变成一个可实施的解决方案。医院里从来没有机会让大量员工离开工作岗位。除此之外，为了使活动可行，我们还需要补充临床参与者。这意味着需要支付加班费或雇用中介人员来填补空缺，这可能会花费昂贵。因此改进活动必须集中在主要问题上，活动必须简短，旨在启动干预工作的项目，而不是达到一个完整的未来状态。2 天加 1 晚通常是我们能想到的最多的时间。我们开始将这种活动称之为"快速改善活动"。这些活动提供了一个大家共同理解和寻找解决方案的机会，而不是如何最好地实施预先确定的战略。

CAH 项目的快速改善活动以及随后的许多类似活动的形式，是在第一天晚上邀请跨职能部门的人员聚集在一起（提供食物）。晚间会议的内容是介绍收集到的诊断信息，并产生参与感。在这种情况下，为了加深理解和增强参与感，流程再造的团队采用了将参与者分成跨职能（医生和护士）团队的策略，并要求他们进行"实地行走"（Gemba walk）。

Gemba 是一个日语单词，意为"现场"。用精益的术语来说，实地行走表示将到达车间的任何地方——也就是说，真正的价值创造工作正在进行的地方——一旦到达那里，努力了解发生的价值创造活动，同时寻找浪费和改进的机会。因此，医生和护士被要求成对组成工作组，跟随夜班工作人员，观察工作并汇报他们观察到的情况。在接下来的 2 天中，参与者分成更小的工作组，在工作组和大型组会议上，他们制订了一个行动计划。像往常一样，问题是好的想法太多，而不是太少。

（一）今日事今日毕

白班时间整个团队都在场可以照顾患者。CAH 项目诊断工作的一部分内容是询问晚间和夜班的医生他们需要在晚上完成的工作，以评估这些任务在多大程度上可以在更早的班次中完成。当然，医生的观察可能是基于潜在的偏见观念，有时甚至可能被夸大了。总体而言，医生们估计他们要求做的工作中有40％是白班留下的任务，尽管真实情况接近20％，但仍是很大的工作量。剩下的任务主要是诊疗推进和维护工作。工作遗留的原因有很多，但一个明显的问题是，随着白班时间的推移，并没有简单的方式可以让护士（或同事医生）通知病房的大多数低年资医生（他们往往同时看管着几个病区的患者）需要完成这项任务；或者说他们没机会会遇到这些低年资医生或呼叫相关的医生。呼叫会打扰医生和护士，而且即使呼叫之后，也没有迹象表明需要完成的工作会被完成。

通过在各病房实施简单的可视化管理策略，每个病房在适当的位置指定（或竖立）白板，并将其称为医疗任务板。护士写下需要完成的常规工作，在每日下午3：00—4：00左右的"退房"过程中，主班护士协调员和相关的初级医生会核查确认在交班前完成维护以及新患者的任务。这些任务被写在白板上，所以完成任务之后就会从白板上被擦去。如果白板上还保留着任务，就证明日常工作将留给下一个班次。

（二）减少过重的负担和交接

追踪调查明确显示，尽管大多数初级医生在夜班的实际工作量在内科与外科之间差异很大，但各部门的实际工作量非常相似。大部分是对值班医生不熟悉的患者进行维护工作：病房护士确定了必须完成的任务，由初级医生来完成。内科和外科实习生也因此鼓励将自己视为夜间团队的一名成员以分担工作负荷的方式工作，而不是采取"我是外科实习生，所以内科患者不是我的工作范围"的态度。

在快速改善活动上的追踪和讨论还清楚表明，晚班和夜班医务人员交班需要有正式的交接。为初级医生休息室定期、定时地"送比萨饼"，让初级医务人员有时间休息，这是一种有效的激励方式，使他们能够按时完成交接工作。医生很快意识到，作为一个团队工作比单打独斗更有趣，这有助于平衡工作量。

对CAH干预措施的全面责任由医院内部共同实施，并委托给部门负责人主管。但是为了推进不稳定患者的医疗和维护工作建立了正式的工作组。一名资深护士Damon Williams被借调到CAH项目以保持工作计划的正常进行。他的正式头衔是项目协调员，但其实真正的头衔应该是"CAH项目超自然的存在"，因为他被要求的工作堪称奇迹。

追踪信息明确显示，下班后从事新患者工作的住院医师已经非常高效地工作了，直接面对患者的照护方式几乎没有改善空间。这项工作的主体和所有其他医疗小组的工作都集中在护士和医生之间的沟通上，通过有效沟通提高了夜班初级医生替代高年资医生的工作持续性。

（三）不稳定患者工作

不稳定患者工作主要是技术性的。确保医生能及时对不稳定患者的焦虑做出反应，这会成为班后医疗工作其他部分流程再造成功的原因，因为它为应对不稳定患者的工作节约了时间。不过，在快速改善活动中碰到的特殊不稳定患者的问题是复苏患者。

像许多其他医院一样，Flinders 医学中心也使用医疗应急小组或 MET（Medical Emergency Team）流程来应对严重不稳定的患者。长期以来，医院都有心脏骤停小组，当患者出现心脏骤停时，小组就会做出反应。MET 是一组具有处理病情快速恶化专业知识的高年资临床医生和相关专家组成的团队，他们可以提供精密的现场临床治疗，以防止病情恶化过程的心脏骤停。面对一个生命体征不断恶化的患者，已经制订了一些方案来帮助护士或医生决定是否需要更专业的 MET 援助。

随着人口的老龄化，越来越多的医院收治具有复杂并发症的体弱多病的急症老年患者。许多患者（和他们的家人）对于心脏停搏时应该会发生的状况有明确的认识，对于如果他们的心脏停搏作何处置也有明确的意见。并不是每个人都想要做介入手术或者进行不必要的复苏。在面临病情恶化到决定是否积极干预时通俗的说法是"复苏状态"。例如，在心搏骤停的情况下（例如，如果患者无法复苏，NTBR），是否应该允许顺其自然还是应该做出积极的努力让心脏再次跳动？随着 MET 过程发展，面临的困境越来越复杂。是应该启动 MET 进程，还是应该顺其自然？一旦 MET 被启动，如果不能稳定患者的状况，是否应在心脏骤停的情况下启动停止程序？复苏应该持续多久？在对心脏骤停实施干预措施之前，需要对这些问题进行讨论并将其结果记录在病历中。

在改善活动中发现的问题是与患者和家属讨论复苏状态，并且确定其选择意愿，复苏状态以非标准方式进行记录，很难在文档中找到。当夜间护士呼叫了 MET，护士和 MET 的成员之前都并不了解他们试图治疗的患者的病情，而且也不容易找到在医院的了解患者情况的人，这一步骤则显得尤为重要。针对这一情况，项目组建了一个复苏工作组，其工作范围主要是改进对患者对于复苏选择意愿的识别，一旦了解清楚，则将其意愿明确记录在病历中，以便医护人员在患者临床情况恶化的情况下可以遵照患者的意愿。

在以前，复苏状况的文件没有得到高级管理层的关注；它由临床团队内部进行管理，且与其相关的问题以前也没有显现出来。复苏工作组之所以重要，一方面是因为问题本身重要，另一方面是因为它证明了参与者的关切被认真对待，即使他们涉及以前留给团队主管的职能范围。

复苏工作组主要得到了临床治理团队工作人员的支持，维护照护和其他工作得到了医疗流程再造团队的支持，Damon Williams 的工作则两者兼顾。

复苏工作组（维护医疗工作组在后续详述）定期向 CAH 项目管理组汇报，CAH 项目管理组又向整个医疗流程再造管理组汇报，并向医院的行政管理者汇报。两个工作组定期会面的时间超过了 18 个月。

（四）问题和工作范围

复苏状态工作是流程再造项目中的一种新项目。在开始干预之前，需要搞清楚问题的定义、工作的范围以及诊断的阶段。

其实问题非常清楚。在早期 A3 中，复苏管理组就用这些术语定义了这个问题："给患者讨论他们意愿的机会并将其传达给正确的员工（并让他们记录和采取行动），这件事是高度可变的，在很大程度上取决于不同学科工作人员的经验和信心。"

接下来的诊断工作有许多组成部分，包括以下几种。

1. 审查病历记录以确定何处记录了有关复苏状态的信息。
2. 重点小组会议请医疗、护理和联合卫生工作人员（医院和社区代表）共同参与。
3. 安排辅助工作人员参加医院周边的相关培训项目。
4. 查阅国家和国际文献。
5. 了解目前在同类医院使用的系统和流程，查阅、总结国际文献。

七、真正的问题

在诊断过程结束时，真正的问题开始变得清晰。我们可以将复苏过程视为一系列的步骤。患者入院→可能需要与患者和家属讨论复苏状态和临终医疗的选择意愿→讨论→记录讨论结果→当临床状况恶化时，可以随时找到相关的病历记录。

这里有许多患者，对他们来说，讨论复苏和临终医疗的选择意愿显然是不合适的。但是，对越来越多的人而言，其关系重大。与患者讨论复苏状态的必要性尚未得到一致的确认，年轻医生有时缺乏必要的人际交往技巧和成熟度来处理棘手的对话，而且他们也未必能找到完成这些任务的良好榜样。在进行讨论时，结果以不同的方式记录在许多不同的地方。当不熟悉患者的临床医生需要快速做出决定时，很难找到患者的选择意愿。在这种不确定的情况下，唯一合乎道德的选择就是尽一切努力使患者复苏。在医学上，如果没有一个好的、明确的理由，不去做可能比去做会招致更多的批评，哪怕做了事情之后对所有相关的人来说是侵扰性的，并带来潜在的痛苦。

（一）干预

不管你怎么努力，年轻的医生都不可能比他们现在更成熟。对于他们来说，讨论复苏状态和临终关怀从来都不是容易的事。但是工作流程是可以标准化的，可以明确指导他们需要讨论的内容以及在哪里记录结果。复苏工作组开发了一种用于构建对话的表单，以及在易于查找的位置显示表单的方法。图 21-4 显示了复苏状态记录（Resuscitation Status Record，RSR）最重要的组成部分，这种方式可以识别已经发生的对话，并记录其结果。

日期和时间	讨论总结	结　果
		呼叫 MET 并进行 CPR（实施所有复苏活动）
医生签名 打印姓名 / 呼叫号码		呼叫 MET 但不进行 CPR
		不呼叫 MET，不进行 CPR

图 21-4　复苏状态记录

复苏状态记录还包含一个视觉管理组件：右侧突出的绿色边框。复苏状态记录和任何高级指令都可以插在笔记的前面，可以在市场上买到这种带绿色背景的塑料套。

一系列小型 PDSA 被实施以评估复苏状态记录形式和绿色套夹在实践中的应用。第一次 PDSA 试验涉及两个内科病房，自愿使用复苏状态表单和塑料套夹。对试验结果的检查表明，虽然绿色套夹使用良好，但是对讨论结果本身的记录方式仍然是可变的。一些医务人员使用复苏状态记录。其他人将讨论结果记录在后续的医嘱和病程记录中，记录中的摘录内容被复印并放置在绿色套夹中。

为了减少变异和增加表单的使用，对表单又进行了很多修改，而不是在病历记录中添加信息记录。

在第二次 PDSA 实验中，对表单和套夹进行了改进，并对使用这些表单进行了在职培训，第二次的 PDSA 再评估包括四个病房。对实验结果的分析表明，当 RSR 在记录的绿色套夹中，100% 能及时发现；若复苏状态被记录在医嘱或病程记录的其他地方，能及时发现的概率为 73%。当使用 RSR 表单时，与患者和家属讨论的记录都包括对 MET 应答的选择，相反，在病程记录中所记录的讨论结果只有约 50% 明确了对 MET 应答的选择意见。

实验得出的最重要结论是改善复苏状态的沟通显然是一个全院范围的问题。既然如此，医院决定确保全院参与的最佳方式是制定由区域主管签署的区域性复苏政策。该政策于 2010 年投入运行，其不仅包括复苏状态记录表单、绿色套夹，而且还提出了在 CAH 项目中开发决定和记录复苏政策的建议流程图。

（二）维护工作

对于值班的年轻医务人员而言，维护工作占班后医疗的大部分。维护工作相对标准化。问题是在下班后，少数医生必须穿梭于医院的许多科室完成大量相对标准化的工作任务。追踪和快速改善事件清楚地表明，我们不可能提前预测哪个护士、哪个病房会标记下一个维护任务的需要，而且用于"安排"任务的沟通方法也没有标准化。用于执行最常见维护任务所需的设备以很多不同的方式进行存储和组织，常常是当任务下达，医生到达执行任务时，所需设备尚未齐备，因而导致医生可能会花很多时间来试图确定需要什么。

快速改善事件优先考虑了规范医生和护士下班后交流的"谁"和"哪里"的必要性，因为下班后他们未必彼此熟悉。另一个问题与实习生有关，因为他们能够"看到"所有需要完成的维护工作，而不仅仅是他们名义上所在的区域组所产生的工作。由快速改善事件产生的维护工作的任务清单包括以下内容，在接下来的几个月里，我们开展了三项主要干预措施。

1. 实施可视化管理，轻松识别病房轮班的协调员。

2. 开展跨病区的患者查房。

3. 正式确定并支持协调员作为医生之间的主要联络人。

4. 可视化实习医生的工作，使其对所有在场团队都可见。

5. 正式确定由通过认证的病房护士发出诊断指令。

（三）轮班协调员身份识别

近年来，护士们努力摆脱他们传统的组织方式。历史上，一名护士长坐在病房中央的桌旁，安排分派护士进进出出完成各项任务，例如检查所有患者的体温。如今，当班护士分管一组患者，每位护士都会尽最大可能提供患者需要的护理。因此，授权和监督必然会更加分散。但是仍然需要有人关注发生了什么，并协调处理换班时病房运行所涉及的各种各样的活动。在 Flinders 医学中心，每个轮班都确定一名护士为班次协调员。

班次协调员的作用之一就是病房之间以及来到病房为任何一个患者提供服务的不同人员之间的结合点。如今，护理角色并不能通过护士服来区分。当我还是一名初级医生时，通过识别度极高的深蓝色制服一眼就能辨认出病房的护士长。但那些日子已经过去，在任何特定的交班中已经很难找出谁是班次协调员，有些可视化标识符是必要的，Damon Williams 认领了开发标识的任务。

达成解决方案的共识需要经过很多次的 PDSA 循环。第一个尝试是有独特颜色的无袖套头马夹，想将其作为视觉信号"我是班次协调员"，需要从各个角度都显而易见。

许多护士觉得无袖马夹不职业，这类马夹会让他们感觉这是在建筑工地和其他公共场所使用的"hi-vis"夹克。第二个尝试是一个宽的彩色袖标上面带有"协调员"字样。找到一个材料供应商很困难，这种材料要求能将正确标志印在袖标上，方便佩戴取下、生产成本低，而且还可以消毒。但是即使克服了这些障碍，很多护士仍表示由于各种原因，佩戴宽彩色袖标并没有提升他们的自尊心。

最终，Damon Williams 想出了一个主意，打印出鲜明标签（红色且带有"Flinders"的红色绶带），挂在宽的彩色绶带上，套在颈部，在护理服外，如图 21-5 所示。

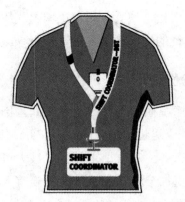

图 21-5　工作协调员身份标识

这一协调员标识很快就被拥戴。很快被全院的所有交班采用。他们一直被沿用，甚至已经扩展到区域合作伙伴那里。在写这篇文章之前不久，我在参加一个会议上遇到几位老年护理机构的工作人员，工作人员说去 Flinders 医学中心就诊非常好，因为只要找红色的标签他们就知道要找谁说话。

（四）静脉穿刺设备标准化

追踪维护活动显示，27％的维护任务涉及改变、复位或放置某种静脉注射治疗设备。对 23 名实习生进行的调查证实，每个病房的静脉穿刺设备存放在不同的地方，且存放方式也各不相同，100％的人在寻找静脉穿刺设备时遇到问题。大多数被调查的实习生都希望静脉穿刺设备可以像其他常用设备一样存放在病房治疗室内。

在医院转移静脉穿刺设备听起来很容易，但是做起来涉及跨病区和部门的地理界限，而且涉及相关的权限范围。A3 表准备好了，由部门主管和医院高级管理人员通过了医院的静脉穿刺设备储存标准。

经过一段时间的布局和设备实验，医院购买了一系列鲜艳的黄色多箱壁挂式存储系统。每个箱格存放的物品也标准化，以便医生能够方便找到所需物品，箱内物品的补充统一由 PSA 和护士按照统一标准放置。只要有可能，壁挂的存储系统会被放置在治疗室的显眼位置。

试验表明，流程再造之前平均需要 2min47s 才能找到静脉穿刺设备，再造之后仅需 56s。这为每个值夜班的实习医生每班节省了 30 ～ 60min 的时间，这也表明静脉穿刺管理对他们来说是一项多么重要的任务。在那段安装壁挂存储设施的时间里，实习医生们认为这是一个杰出的创新。在那之后，大家逐步都认为这是理所当然的，难道还有其他方式存储静脉穿刺设备？

◎ 电子医疗任务板

重新定位静脉穿刺设备的技术含量很低，但迫切需要改进。电子医疗任务板（Electronic Medical Task Board，EMTB）是一个出色的例子，说明了一个协作性的流程再造项目与更复杂的技术干预相结合所能取得的成效。

2013 年 8 月的《英国医学杂志》的一篇长篇文章指出（Hoeksma，2013），在国家卫生系统（NHS）中，127 亿英镑 IT 计划（是的，浪费了近 130 亿英镑）失败的重要原因之一是它没有得到本地的支持。该文章讨论了将医生和护士变成程序员的潜在价值，他们可以编写适合他们实际需要的计算机应用程序，从而被采用和使用。电子医疗任务委员会展示了这些观察的力量。

EMTB 是对追踪过程中发现问题的回应，并在前面描述的快速改进事件中得到确认。在事件发生后起草的一份文件中总结了这个问题，即"下班后初级医务人员（JMO）收到了大量多渠道的请求，从而使工作受到不断的打扰，影响到他们的安全管理、计划能力和协调班后照护患者的工作量。"

一种常见的情况是护士发现要完成的任务，使用文本呼叫系统对初级医务人员进行呼叫，若无响应，等待一段时间，然后再次呼叫，并要求回电话到病房座机。初级医务人员会暂停他或她正在做的事情，记录下打电话的要求，在方便的时候回电话。而等待答复的护士因为没有等到回话而到病房的其他地方，而接听电话的人不知道呼叫的问题是什么，整个过程着实令人沮丧。

快速改善事件的参与者之一是 NickKennedy 博士，一位新生代的医生，不仅精于临床，还具有高超的计算机技能。Kennedy 医生及其同事认为，一定存在一种医护沟通的更好方式，Kennedy 医生率先找到了这种途径，那就是电子医疗任务板。

电子医疗任务板将白板的概念扩展到互联网。其基本理念很简单，电子医疗任务板是一种网络应用程序，当用户登录时，向用户呈现"登录操作"的简单表单。表格包括许多行（表 21-2）。用户输入作业、详细位置信息、临床团队详细信息和任务详细信息。时间和工作序号（在登录环节）由程序自动插入。最重要的是，医生在完成任务后打对勾。透过 EMTB 就能知道哪位实习医生负责病房且哪个相关团队"在工作"，因为该程序还可以浏览当前的医务人员电子排班表。

表 21 - 2　使用电子医疗任务板登录工作

工作序号	病房	床号	团队	任务描述	创建时间	创建人	编辑	完成
1	9d	12	血液	D/c 药物治疗	08/05 22.46	9d 护士		

电子任务板设计的聪明之处在于可以在三个视图中看到相关内容：在病房视图中可以显示每个病房所列的工作；在团队视图中显示临床团队的工作列表；还有作为"封面"视图，允许每个实习医生（根据分派的职责）看到他或她将要完成的任务。电子医疗任务板开发完成即被放在医院的内网上，可以通过连接到内网的任何计算机访问。

电子医疗任务板在 3 个病房试用了 2 周，没有发现任何技术问题。操作清晰简单，详细信息可以写在上面，也可以通过任何终端进行访问，所有用户都可以看到班后医疗的工作量。

整个护理团队成员都强烈同意应该广泛使用 EMTB，虽然住院总医师认为看屏幕是一项额外的任务，他喜欢更大显示屏。

试行显然非常成功，电子医疗任务板在整个医院的下午 5：00 到第二天上午 8：00 起作用。它使用的初衷本只在应用于下班后，尽量减少封面视图的复杂性（尽管当时日间也开始使用）。电子医疗任务板的最终格式清楚地表明它只用于常规任务，并且仔细监控其发布的信息，确保其仅用于此类任务，而非不稳定患者的报告。尚未发现由于电子医疗任务板的不当使用而产生的不良事件报告。在多年来的使用中，电子医疗任务板的文本书写格式或操作也没有进行重大更改的需求。随着 EMTB 的使用，登记在板上的任务数量迅速增加，而初级医疗人员下班后被呼叫的次数下降了 50％。未发生任何由于不当使用而引发的意外事故。图 21-6 显示了电子医疗任务板对班后文字呼叫产生了多大的影响。

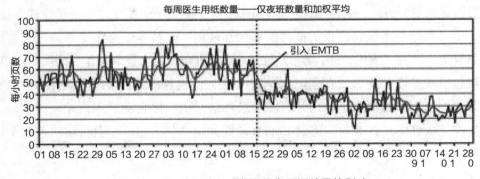

图 21 - 6　EMTB 对夜班医生用纸数量的影响

护士喜欢电子医疗任务板，因为他们可以看到实习医生的工作量，能感知到实习医生需要花多长时间才能完成工作。实习医生和其他初级医生都喜欢，正如有人所说："我可以看到我的任务，然后算出如何组织我的时间，不会再把时间浪费在不同病房来来回回的查房和奔波于一项一项工作上。"基于任务板的理念也涌现了很多其他创意，并成为任务板进一步开发的部分内容，但未在此提及。

在 CAH 项目的早期，围绕开发护士"任务调度员"角色进行过一些讨论，任务调度员负责接听电话中护士需要完成的任务，然后与初级医生联系完成任务。甚至还有简短的角色试行，但是电子医疗任务板的应用使其变得多余。在精益方面，我们认为可能需要一个任务时间表来为医务人员创建看板卡（看板卡是丰田开发的工作计划卡）。电子医疗任务板被证明是一种被快速接受的"自助"看板。因为它使用的是医院已经在使用的通用程序，所有没有成本（除了作为礼物给 Kennedy 博士一个大的圣诞花篮外）。

（五）班后医疗项目的评估

CAH 工作的很多项目是边实施边评估的。总体来说，对这样一个基础广泛的项目评估是困难的。根据各种迹象来看，这个项目非常成功。医务人员发现夜间工作不再那么紧张，所以没有辞职以避免这种情况。护士们发现沟通更加直接顺畅。在该项目正式结束后的某个时候，就有迹象表明这项工作总体上是可以接受的。随着项目拿到工业奖项，住院医师、实习医生和第二年的培训医师名册也发生了变化，因此夜班团队在整个排班周期内不再作为一个团队工作。但医生可以投票改变他们的名册安排，继续留在团队中工作，他们确实这样做了，尽管这样做并不符合他们当时的切身利益。

形式上，我们尝试以几种方式评估总体影响。首先，我们定期询问初级医生，让他们指出一天内在下班后他们所完成的工作所占的比例。我们发现在实施 CAH 项目后，初级医生下班后的工作量占比从 60％下降到 20％左右，这也通过列在班后任务板中的任务表单分析得到证实。

但 CAH 项目的初衷是出于对医疗安全的担忧。CAH 项目并没有改变下班后工作人员的数量，其假设是基于工作重组有可能会增加可用于管理不稳定患者的时间。令人放心的是，随着总体活动的增加，下班后患者死亡的百分比下降了，但死亡人数的减少是 CAH 项目开始时就已经形成的趋势。

总死亡率是很难改变的指标，因为许多不同的因素会影响在医院的确切死亡时间。然而，随着 CAH 项目的进展，下班后 MET 呼叫（护士给医生的电话，要求为突然恶化的患者提供紧急援助）的次数下降，这表明因为有更多的时间用于更系统的治疗，同时也减少了危机。

CAH 项目是在分析了一系列医院不良事件后启动的。幸运的是，严重的医院不良事件数据相对罕见，而将患者死亡与一天中的某个时间联系起来存在保密问题，意味着无法显示所涉及的实际数字。但很明显的是，MET 呼叫数据在下班后正在减少的事实，反映了在 CAH 项目过程中整体不良事件的发生明显减少。

八、融入和保持

CAH 是一个庞大的工作项目。最初，我们错误地判断了高级医务人员对现有工作方式的认同程度。在获得流程再造项目的许可之前，我们需要更多关于真正问题的证据。延长的诊断期为以后的工作奠定了坚实的基础。

将与患者相关的诊疗工作划分为四个主要职能是该项目的转折点。使用这种结构，我们能够看到并重新设计关键的过程，即针对不稳定患者，也涵盖了维持治疗的功能。复苏状态工作得到广泛应用，整个医院继续使用班次协调员标识绶带，依从性达 100%。电子医疗任务板成为医院工作的公认要素，没人还记得静脉穿刺设备不放在黄色壁挂盒中时还曾放在他处。我们还发现，四个流结构——新患者的工作、诊疗进展、维护以及不稳定患者等工作在许多不同的环境中都存在。

一个流程再造项目成功的最终产品是带来人们行为的改变，CAH 项目的实施最终实现了这一目标。医生和护士都想把工作做好。所带来的改变是持久的，因为他们使医生和护士更容易腾出更多的时间做对他们来说更为重要的事情，他们将在无用功上浪费的时间更少。干预措施使患者更安全，工作人员也更容易。工作人员的创造力推动了这个项目，而利用这种创造力的机会使参与者参与其中。

CAH 项目能够提供可持续的变革，因为在项目开始进行的时候，谨慎行事确保项目的每一个环节都获得了授权。当有足够的信息来确定真正的问题，以及在 PDSA 试验结束时，授权被"刷新"。授权是逐步建立的，未经许可的授权是没有价值的，而我们最初未能建立许可需要花几个月的时间来克服——毫无疑问，项目管理小组主席 Susan O'Neill 提供的专业知识和支持，对保持工作的正常进行至关重要。

CAH 项目是否节省了直接成本？可能不会。但是，CAH 项目的实施降低了因惧怕值夜班而离职人员的招聘费用，提高了医疗质量。CAH 项目还突出了更大的问题。

九、信息的连续性

当医疗流程再造项目开始时，最高级职位的医疗和护理人员仍然来自于长时间工作的年代。我们都在医院工作过，医疗团队中除了专家，白天和晚上都是同样的医生小组在一起工作。团队工作每两天或三天轮一班，也就是说团队每两天或三天就要值通宵夜班。这种 2～3 天一次夜班的排班名册是不涉及轮班工作的。当团队"工作"的时候，整个队伍全天都在一起，在一起度过晚间、整夜，然后在第二天继续工作直到晚上休息。这里没有"夜班"医生，整个团队都待在一起。

那时候医院普遍没有那么拥挤，患者通常在本病房里进行管理，所以护士和医生团队成员相互了解，患者在病房住院的时间比现在要长，因此比较容易了解病房其他患者的基本情况。病房为所有患者提供了持续的医疗照护，共享很多知识，但没有记录。

几年前在澳大利亚，大医院的医生采取"病房服务"的做法已成为常态。当我还是医学生和实习医生时，像 Slater 博士或 Nabarro 博士这样的医生已经组建了自己的团队。日常事务进行决策是由接受培训的初级医生中最高年资的医生做出的，但是当他们离开时，专家就对他们的"公司"进行了定期的教学和业务查房，这就是他们的工作方式，而且他们一直都在场，能随时提供建议。

多年来，随着患者住院时间的缩短，医院很多时候床位使用率几乎达到100%，住院患者的诊疗节奏加快。医院也开展了大量流动和门诊服务，提供高度专科化的诊疗。许多医生已经从全年的住院患者服务转移到固定时段（2 周、4 周等）进行"病房服务"，每年轮换一次。他们将剩下的时间都花在其他各种各样的职责上。公共部门的医疗连续性多年来一直在减弱，限制初级医疗人员工作时间的行业规定只是延长了这一过程。

这些限制是否提供了理想的医疗？正如一位高级医师所说的那样，他没有意识到他的话存在讽刺意味，"我讨厌工作时间减少导致医疗连续性丧失。在一年中有 2 个月我在病房工作，我真的很讨厌失去医疗连续性"。在大型公立医院，对于大多数患者而言，基于治疗他们的团队成员广泛的个人知识的医疗连续性不再存在。他们都被信息的连续性所取代，现有的资源如当前形式的医疗记录是一个很糟糕的手段（关于电子病历是否会有所改善信息有限）。复苏顺序问题只是一个更大的信息连续性问题的表现之一，这个问题需要在流程再造的过程中反复处理。当初级医生以目前的工作方式成长提升到权威职位时，所有这些都将成为他们的第二天性，毫无疑问，他们将电子医疗任务板开发的聪明才智扩展到其他的沟通方式。与此同时，我们其他人也在努力追赶。

（杨　滨　译，杨雪松　王晋豫　校）

Part 22　可视化管理：案例研究

再次重申，可视化可以让其有效发挥作用。可视化管理系统（O'Brien 等，2014）几乎存在于我参与的所有重大流程再造项目中。第 17 章介绍了一些可视化管理系统背后的理论支撑，第 21 章介绍了可视化管理系统发展的一些例子，在本章则扩展介绍一种十分成功的可视化管理工具——患者动线板（Journey Boards），以及如何应用视觉语言打开一扇通往对医疗服务中主要问题进行观察并做出反应的全新道路的大门。

一、患者动线板

在医疗服务过程中通常存在几类问题，第一类是"对 X 器官 Ⅱ 期肿瘤的最佳循证治疗方案是什么"；第二类是如何在得到 Y 夫人全科以及专科医疗信息，并得知她同时在照顾患有早期阿尔茨海默症的丈夫后，对于她 X 器官 Ⅱ 期肿瘤给予最好的治疗；第三类是如何协调和整合医疗流程，以满足 Y 夫人复杂的医疗服务需求。终有一天，综合信息系统将能够针对繁忙的大型医院内的许多制度性和协同性问题进行分类，不过这一天还未到来。

在这种情形下，患者动线板作为一种工具更容易反映出哪些人该做些什么、在哪里做、何时做，从而达到改善患者动线的目的。

◎ 背景

我们启动了一个更大的项目用以改善患者在医院的动线，一旦急诊科工作就绪，流程再造小组人员就会被召集起来。第一步就是绘制出一系列急诊就诊的内外科患者基本路线图，情形立刻变得很清晰，我们目力所及之处，患者在线路中的每一步排队的现象都很常见，都能发现曲折复杂且低效、多变的处理流程。这使我想到在这些复杂现象之下存在一个更普遍的问题。

工人工作的特征之一就是自己制定个人工作表，选择自己那部分工作的完成时间和顺序。第 2 章讲述了 Henry Ford 在 T 型车生产过程中的突破。Henry Ford 通过改变流程，即将工作分配到工人而不是由工人自己选择下一步做什么，创新性地改革了大型制造业。

在大规模生产中，工作分配给工人（或是取代工人的复杂机器），从而促使工人更好地参与和完成工作。工作流的调度预定在生产线布局中，并融入工作流程设计。

在医疗服务中，通常是患者安静地躺在床上或是坐在诊室中，或躺、或坐、或站在问询区或谈话区。如果连续拍摄一位卧床患者的照片，你会发现患者大部分时间都躺在病床上，不同数量人群分批进出病房，与一位患者简短交流后走向另一位患者。患者治疗过程越复杂，进出的人员就越多，也更难追踪此刻哪里正在发生什么事情。

二、问题所在

Denise Bennett 在患者动线板项目早期加入，随后加入的 Lauri O'Brien 也在积极地推动项目的进展。项目的涉及面越广，意味着流程再造小组的全体成员会在不同的节点参与进来。

精益思想和医疗流程再造的一个基本目标就是合理的动线，即患者从抵达医院到离院期间顺畅且协调的活动路线。流程再造项目一旦启动，其主要工作很显然就是通过院内服务改善患者动线。排队和延误现象一直很普遍，要么没有被医疗服务提供者看到，要么被忽视，因此阻碍患者动线合理化的问题没有被及时识别。

环顾四周，我们会发现给患者提供医疗服务的员工之间存在着沟通障碍（Wong 等，2008）。"患者诊疗动线的信息虽然被收集了，但是调度人员和医务人员难以实现信息共享，随后被埋没在记满患者事项的病历中。"问题的关键在于寻找患者动线信息可视化的最佳方法。

三、工作范畴

很多病房和病区一直在尝试采用可视化管理策略来显示患者动线信息。在一次旨在改善患者院内动线的多学科会议上，与会者一致同意将患者的动线可视化与快速识别阻碍住院患者顺畅诊疗的原因列为一项重要工作，这也就明确了患者动线板项目最初的工作范畴。

在其他医院，许多病房已经开始使用不同样式的白板。树立白板的理念是有意义的。项目范畴就是要建立一种范式，它花费不多，可在不同的病区使用中保持一致，而且有足够的灵活性以满足不同临床病区的医疗服务，而最重要的是让人容易理解。动线板是以病区为基础的，而不是医疗团队为基础的，任何一个病区都可以接纳几个不同的医疗团队。项目目的是将一个病区内提供医疗服务所需的信息进行统一，而不是更加碎片化处理。

我们认为可以将最初参与的内外科病房组成"示范动线"，如果患者动线板在这些病房中能够使用并发挥作用，它们就会成为其他病区的示范样本。

四、追踪

最初的患者动线图提供了工作的先后顺序场景，传统的医院内部交流方式是文字或口头交流。作为主要的医疗服务组织方式，查房其实源自部队。按照每周 1～2 次的频率，一位高年资医官（几乎都是男性）和不同年资的军医，加上护士和不同学科背景的士兵，从一个病床走到另一个病床，查看患者状况和治疗情况。

大部分有关患者诊治的信息由一位副官 / 初级医生或医官 / 护士来提供，在早交班时初级医生或床旁护士就向他们简要汇报过。在查房过程中，经过讨论，高年资医官或护士长会发出具体诊疗行动的指令。这些指令会在查房时录入患者病历中，并在查房结束后传达给病房护士。作为指令的执行者，初级医生通常都会参与查房。医生们以往穿着的白大衣最重要的设计特点就是大口袋，用来放置一些日常工作中不可或缺的手持物件（包括记录工作任务清单的记事本和小参考书），但由于潜在检查感染源，这个设计后来基本上被弃用了。记事本还一直在使用，但是参考书就逐渐被电子设备替代了。

其实在医疗领域，有部队色彩的隐喻非常之多，比如：她是一名战士，无论在和癌症抗争的战斗中胜利还是失败，她都不会投降的，等等。我介绍的一些查房要素直到现在仍然很重要。但是也存在着一些问题。在现代综合性医院治疗的大部分患者可以分成两个对照组，一组是"短时组"，患者病情相对单一，需要医护清晰了解并记录治疗方案。另一组是"长时组"，患者同时患有多种临床疾病，伴或不伴有复杂的社会或环境问题。复杂组患者常常比简单组患者年长和虚弱，住院时间更长，需要复杂的多学科医疗服务。随着人类平均寿命的延长，人们对医疗服务的期望值不断提高,复杂患者将会成为现代医院不断增长的重要患者来源。

部队模式的查房对于处理简单患者来说是一种很成功的策略。所需要做的就是合理标准化,一旦做出有关决定,随后的工作就会相对自动运行。想减少患者住院时间就意味着查房要经常进行,病区的护士要熟悉所管理患者的状况。

但是这种查房对于处理复杂患者的日常工作来说并不是好方式。每一个复杂患者都有其特殊的综合问题,需要个性化的医疗和支持服务,因此,他们需要更精细化的工作小组。在不同患者的工作小组中,组员所承担的职责也不同。通过追踪患者和工作人员,以及更为直接的病房工作观察表明,把所涉及的团队和学科的各类工作人员聚集在一起进行查房,既没有效率也没有效果。最主要的是,这样的查房一周只有 1 ~ 2 次,尽管这样,一大群人还是要花费时间来听患者的各种问题,而这些并不在其职责管理范围内。查房的不经常性意味着许多决策是批量做出的,而不是按需做出的。

为了保证临床治疗的持续性,临床决策已经普遍去中心化,但这本身并不正式,而且以一种特定方式在运行。因为现有的员工内部交流是碎片化的,当治疗方案需要推进以及临床决策需要执行时,很难弄清楚谁在做着什么,有哪些内容已决策或者已执行。

我们观察护士、年轻医生和联盟健康人员时发现,他们最经常问到彼此的类似问题都是"某先生的治疗到哪一步了"。患者相关信息分散在病历记录、交接表、电子版传递表、各种多学科会议记录、正式的出院安排会议,以及很多人的脑子中。即使患者的相关信息在他的病历里,在床旁或者会议室进行临床决策时却总是找不到。相当多的时间被花在了寻找病历或了解问题所在的某个人上。即便有病历在,所需要的信息要么不易被找到,或者不足以回答手边的问题,被认定了解情况的某个人也可能并不在场,或者并不充分了解情况。

为解决上述问题,病房已经着手信息可视化系统工作。常常应用到一些包含行和列的表格样格式,行代表具体患者,列代表患者的信息或治疗方案,不过在记录的方式和频度上还是有相当的可变性,以保持信息的及时更新。

五、真正的问题

诊断工作明确了真正的问题就是如何保持信息的连续性。每一位患者的医疗过程都有很多人员参与,不少人是跨团队的。由于值班、倒班和培训等一系列因素,医疗团队成员每天、每周都在变动。真正的问题在于有关患者的关键信息没有能够可视化、一目了然。推进的任何视觉化语言系统都需要足够标准化，这样就不必因学科的改变逐一学习，还需要足够灵活度，这样能够满足学科的不同需求，还要简单易学，即使对一个偶然应用的人来说，患者相关信息也能够用一种简单的方式表现出来，这样才能让员工主动及时更新信息。

六、干预

一项改善行动快速开展起来，参与人员包括内外科病房的护士、病房管理员、联盟健康人员和医务人员，以及医院高级管理人员，包括首席执行官、护理部和联盟健康部主任以及管理人员。各类人员通过多种形式的尝试，最终在一些关键问题上达成了一致。

大家一致同意患者动线板应该表格化，"行"按床位号（物理位置符号）顺序排列，"列"是与治疗相关的症状和体征，以及患者在接受治疗中所在病床号的即时信息。

当一位患者收入院后，患者的姓氏和前缀（先生、女士或夫人）被填入"姓氏"一栏，医疗团队的缩写则被填入"团队"一栏（表22-1）。

有些病房愿意在床号的左侧再加上一列，以显示出哪一位护士在负责管理哪一组患者（表22-2）。在保留患者姓名和医疗团队两列内容的前提下，这种方法是可以的。

其次的标准化内容是标记入院前简况（表22-3）。这既可以显示患者的自理程度，也可以显示出院时医院床位状况。记录的一串字母代表了患者和环境状况，如果患者在使用生命支持设备，代码显示出是高级护理还是普通护理，以及是否从社区服务得到支持。

表22-1　患者动线板表

床位	患者姓名	医疗团队
2	Smith 先生	肿瘤

表 22-2　患者动线板表格延展——差异表

护士	患者姓名	医疗团队
Jackie	Smith 先生	肿瘤
	Jones 先生	消化
	Hardy 女士	肿瘤

表 22-3　患者动线板表格——入院前状态

护士	患者姓名	床位	入院前状态
George	Smith 先生	5	轻度依赖
George	Jones 女士	12	重度依赖

（一）患者转诊

一个重要的标准化战略是与内部转介患者给联盟健康工作人员相关（表 22-4）。联盟健康的主要学科都是跨病区工作的，有职业治疗、社会工作、理疗、营养学和语言治疗。每一位联盟健康工作人员都是跨病区、跨临床治疗团队工作。每一组患者分为一列。并不是每一位患者都需要联盟健康的专家进行治疗，而长期治疗的患者就需要这样的辅助，通过转诊的方式被送到相应的医生那里。谁来做转诊患者的工作呢？任何一个家庭治疗团队的被授权人员可以承担此工作。

在表 22-4 种，排在首位的是 PT（物理治疗），随后是 OT（作业治疗）、SW（社会工作）和 DN（营养治疗），罗列好后下一步是决定填写什么内容。

为了显示转介患者到联盟健康下不同学科的状态，开发了一套符号系统。符号所表示的内容不仅仅是转介需求，而是能让转介过程和工作状态一目了然。符号结构基于我们在不同的工业环境应用的符号系统，用三角形的完成情况来表达（图 22-1）。

表 22-4　患者动线板表格——转诊至联盟的项目

护士	患者姓名	床位	入院前状态	PT	OT	SW	DN
George	Smith 先生	5	轻度依赖				
George	Jones 女士	12	重度依赖				

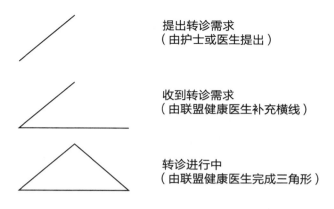

图 22-1　用以明晰转诊治疗状态的结构符号

　　三角形的边代表转诊患者的工作状态：需求提出、收到、进行中。一旦转诊开始，最终结果也需要显示。转诊结果是从医院工作人员角度出发而谈的，并不指患者个人体验性结果，后者有一定的重要性，但患者动线板是工作人员视角，而不是患者视角，这在下文也会谈到。当医生接收了转诊来的患者并完成了治疗工作，那么转诊结果就用绿色、橙色或红色的磁石放在三角形的中心表示（项目组找到了一家彩色磁石供应商，并大量购买）。不同的颜色代表了不同的含义（图 22-2）。

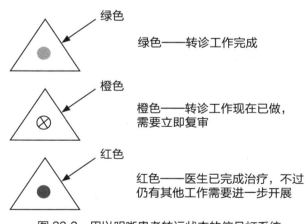

图 22-2　用以明晰患者转运状态的信号灯系统

　　在快速改善行动结束时，患者动线板的基本形式和范畴已经形成，如前所述，动线板使用表格，表中的行是床位信息，列则是为一名患者提供医疗服务的护士和医疗团队的有序的交流信息。把床位使用信息作为主要信息，不仅可以显示患者的位置还可以显示空床信息。在列中包括患者转出目的地信息、等候信息及患者预计停留时间等。检查显示表格还没有被很好地使用，相应的问题会在后面的交通信号灯一节予以讨论。大家也赞同病房可以自行增加列以表现所治疗患者的特征或重要信息。

（二）位置、隐私和保密

这一节将讨论一个重要的伦理问题。在快速改善行动之前所进行的问题诊断已经明确，针对内部员工的有效可视化管理系统需要放置在一个醒目的、多学科共用的位置。在多学科共用的临床区域，白板如果被放在某个专科的"领地"内，那么就别想被其他学科人员看见，如果被放在护士办公室，就会被看成是护理白板，如果放在医生办公室，会被当作医生专用。这些白板应放置在一个公共区域，让每一个进入病房的医护人员都能很容易看到。

在白板上，通过患者名字加以识别，只有名字没有姓或者出生日期，就是一个相当亲切的识别方式。包含患者名字信息的白板如果放在被出入病房的人都能看到的地方，无疑侵犯了患者的隐私。这就增加了在病房确认是否为患者身份的可能性。人们能接受这件事吗？重要的问题是隐私和保密原则的区分。

澳大利亚的医院就像全世界医院一样，使用登记制度以保障个人的隐私和保密性。隐私和保密性相关，但不完全相同。概念上，隐私是个人属性的，个人的想法或行动，只属于某个人，在大多数情况下，只有这个人有权决定是否以及和谁分享隐私。保密则与事物相关，某人提供信息给第二方，并要求这些信息不能再提供给其他人。我有胸痛，有人问我"你胸痛吗"，如果我回答"这不关你的事"，则是在声明这是我的隐私；如果我回答"是的，不过别告诉老板"，这是我在强调保密性。

患者告诉医护人员他们的姓名，但把其姓名展示在一个开放的病房空间，这其实干扰了患者决定其名字是否需要对部分人隐去的权利。不幸的是，在公立医院，由于很多不同的医疗人员提供服务、开放式布局的病房、患者在院的多种个人信息来源，保障个人隐私已经非常困难了。所有相关法律都表明，隐私立法不是有意干扰医院的基本目的——为患者提供医疗服务。

保密是另一回事，患者有权要求他们的个人信息被保密，除了在极特殊情况下，如法庭要求呈交病历记录。

患者动线板不包含患者提供给医院的需保密信息、患者现在及既往的状况，患者动线板的内容与特定患者不同治疗小组之间的安排及协调对话相关，但不包含患者的保密信息。

在相关法律范围内，患者动线板被用以患者医疗服务，在医院得到广泛地支持而放置在不同的医疗团队日常工作时很容易看到的地方。如果患者有所顾虑，可以要求其名字不被写在白板上。

值得一提的是，在 Flinders 医学中心的 7 年时间里，超过 40 万患者的名字被写在患者动线板的白板上，据我所知，没有一例抱怨或反对。但是所有医护人员要警惕的是临床工作中的保密原则。可借鉴的先例就是病房可增加一列信息来标识患者位置，在外科病房，患者需要外出进行检查和手术，位置信息就很重要，但说出患者正在进行的诊疗就会泄露隐私，那么表示为放射科即可，表示为腹部MRI 就不可以。

（三）传播

在每项改善行动每日结束或终结时，我们都会组织更多管理人员参与反馈会。以往的经验告诉我们在反馈会上保持积极的论调是多么重要，在一天工作结束时，就把项目置于批判性思维的显微镜下来看是太早了些。对于患者动线白板的反馈不需要阶段安排，项目参与者、流程所涉及的管理人员以及高级管理人员都很有积极性。

当快速改善行动结束时，项目参与者回到其所在的内外科病房，他们和同事一起模仿着做出患者动线板，并商议出自己病房所需的信息栏。我们找到一位服务商可以直接在白板上打印动线模板，或者打印在薄膜上然后覆盖在白板上。很快，在项目参与者所在的病房纷纷出现了患者动线白板，并迅速传播到全院，甚至传播到这一地区的其他医院和医疗机构，应用于不同的社区服务需求。在标准框架外可以增加栏目和核心信息，这一灵活性满足了不同机构的个性化需求。

七、评估

快速改善行动结束几个月后，正式开始对已经放置患者动线板至少 3 个月的病房进行项目评估（由 Lauri O'Brien 开展）。

一份简要的调研提供了医院工作人员对动线白板的反馈（定性信息）。调研问卷共发放了 53 份，参与调研的人员包括临床医师、见习医师、患者服务助理等各个医疗服务团队的代表。其中，完成并返回 45 份（85%）问卷，参与者是所有提供患者服务团队的代表们，不过抽样是非正式的，没有经过严格的设计。

45份回馈中，44位受访者同意或强烈同意动线白板改善了患者动线的可视性，41位认为安排患者诊疗的时间计划性得以提升，对于改善患者安全和服务质量的赞同率要低一些，45位中的19位认为动线白板产生了影响，10位认为没有差异，16位不确定。关于动线白板对患者安全和服务质量的影响方面，最常见的意见是通过一些环节如改善诊疗服务的时间计划性间接产生了影响。

45位中有35位自己定期或有时更新动线白板的内容，5位有时或偶尔更新，5位从未更新过。内容更新明显具有学科特色，护士和联盟健康工作人员常常进行内容更新，而患者服务助理和临床医师们进行内容更新的频率要低一些。

当被问到患者动线白板是否让工作更轻松，45位中的36位强烈同意，6位不同意，没有强烈不同意者，3位不确定。最后，当被问到是否会推荐动线白板作为一种改善患者动线和团队沟通的方法时，39位强烈同意和同意，1位不同意，5位不确定。

此外，调研也为参与者提供了发表评价和意见的机会，除了一两条负面评价外，大部分评价都很积极。

评估还包括对使用3个月以上的共10块动线白板的审核。10块白板都处于积极应用状态，其中9块使用良好，不过有3块对"预计出院信息"栏的使用频率不高或完全不使用，在大部分病区努力完成信息填写的情况下，白板依然会有空白。10个病区中有7个使用了8列标准化信息栏，有3个选择使用7个信息栏。与预期一致，所有病区都使用了"联盟健康"信息栏。

在7个病房中，白板是移动式的，且用在出院计划会上，另外3个既无法移动也不会在工作会议中使用。有一个病房中的白板信息被编辑成一本册子，以供工作会议使用。

在大部分病房（6个）中，护士交班/交接没有使用到动线白板。在很多病房，护士间的交接在患者床旁进行，不适合使用动线白板，不过在大部分病房的临床工作交接中，有一半时间能使用到白板。有两个关于保密问题的案例，主要是增加代码后有潜在过度识别问题。今后为保证机密性，使用标准会进一步开发。在7个病房会经常使用到达成共识的预警标识。

总之，动线白板按预期被主动应用并成为工作标准。有效的制度出台保证了白板信息的更新，其他一些学科则有医院希望得到学科特有的信息栏，在一些病房，医生们自己更新信息栏内容，而不是留给病房管理员和护士们：这在管理层看来是一个突破性改变。

八、加入一种新的可视语言

患者动线白板项目最有趣的一方面，就是为医疗工作人员提供了一种可视语言，方便彼此沟通、明确并改善全新的医疗服务价值流。

在《雇工之死赏析》中，美国诗人 Robert Frost 写道："家，就是你不得不回去，而他们也必须接纳你的地方。"

急诊部作为大型公立医院的大门，在你不得不进的时候，它总是为你敞开。其结果就是，急诊科要面临应对就医需求不可预测的激增和预算控制之间的长期矛盾。因为医院运行成本高昂，依赖公共财政，许多公立医院都在 95% 以上的高使用率状态下运行，这难道不是得不偿失吗？第 18 章的排队理论表明，当医院使用率达到 95%，排队是必然的。恐怕现实中不会有公立医院只在 85% 水平运行，高使用率所带来的现实挑战是如何确定最佳的管理办法。

项目组的早期工作已经把 Flinders 医学中心从急诊高峰的灾难性边缘拉了回来，不过医院依然在高使用率状态下运行。医院尝试了许多办法来处理各种排队情况以保证患者就诊的流畅性。不过当患者流不按计划并出现问题时，很难明确到底该做些什么，也由此在患者动线板上越来越多应用到"患者等候"栏。"进入等候状态（或者治疗完结受阻）"栏已经常规性地得以回顾和分析，汇总形成医院层面的就诊流程不畅的报告内容，于每日下午一点在医院工作会上发布，参会人员包括高年资护士和临床主管们。在一个困难重重的冬季——一种毒性较强的流感病毒流行时期，Flinders 医学中心下决心使用患者动线板，希望医院的运行状况能因此有所改观，蓝点系统由此开始研发。

九、交通信号灯与蓝点系统的产生

医院系统是如此的复杂，与前瞻性预期管理相比，更容易出现的是被动解决服务能力不足的灾难。主要的挑战突出体现在冬季就医高峰期，需要找到一种方法预测未来一段时间可能发生的情况，因此就能努力预防床位不足现象的出现而不仅仅是事后处理。患者动线白板有"患者预计出院日"一栏，这项预计天数的统计可以对判断未来的资源瓶颈提供线索，不过之前谈到这组数据在临床只是零星填写而并不完整。一个基本的再设计理念就是顾客永远是对的。当医院管理者认为应该做而没有做的时候，就是进一步完善的很好理由。我们需要另辟蹊径、着眼未来，而不是抱怨彼此缺乏合作。

十、诊断

当一个患者急诊入院时，让接诊医生准确预估患者的在院时间实在是一个难题。很多患者需要复杂的临床治疗和护理，这使得医生也不愿意进行预判。

当蓝点项目推进时，有软件供应商为一些本地医院提供了十分昂贵的计算机预测软件。软件常常预装了过去几年医院的数据，和一个具有专利的分析黑盒子，应用数据预测出未来短时和长时的在院患者数量。

这类软件需要大量的维护工作，一旦安装应用，软件提供商就"牢牢抓住"了医院，医院每年需要支付大量的维护和升级费用。基于上述及其他原因，这类专利软件一直没在 Flinders 医学中心应用。

十一、实施

在代理首席执行官 Susan O'Neil 召集的全院大会上，医院决定不由医生们预估患者的出院日期，而是将出院信号灯标识系统引入患者动线板。该系统是医院为了应对不同级别拥挤程度的早期标准化工作的延伸。由项目组成员 Jane Bassham 和 Margaret Martin 向其他医学中心引入了类似的工作，即在医疗服务中应用精益思想。

对一家急诊量大或者计划外工作负荷很大的医院来说，其面临的问题是患者出院日期的不确定性，特别是比较虚弱的老年患者。信号灯系统在入院环节设置了患者出院预测——可能的出院时间。

信号灯系统有一个特殊的任务是显示患者动向。系统要求医生将患者分派到指定分组中：红色组——患者在院至少 3 天，橙色组——在院可能 2～3 天或更长，深绿组——可能在院 24h，浅绿组——今日出院。出院预估由医疗小组完成并每日更新。不过在 Flinders 医学中心额外增加了一个标识符号：绿色背景下的蓝色圆点，蓝点表示患者病情稳定，从医学角度来看可以出院，但因为一些其他原因无法出院（图 22-3）。

196

我什么时间可以出院？

基于您目前的状态，您可能在 ____（后）出院

注：出院日期由医生决定

＞ 3d	■	红色
2 ～ 3d	■	橙色
24h 内	■	深绿色
今天	■	浅绿色
医学治疗已完成，但因为一些其他原因无法出院	●	蓝色圆点

图 22-3　出院时间预测图（含蓝点患者）

在工作中，医疗人员在每日查房时确定每位住院患者的状况，并选择合适的彩色磁石放置在患者动线板的“预计出院”一栏。

出院信号系统对病房患者在院状态给予了清晰有效的视觉显示。动线板上布满了红色，明显预示着床位紧张；深绿或浅绿色为主，预示着病房近期将有很多的患者出入院；浅绿越多，说明需要更多资源进行出入院办理。排班人员和护理管理人员很快就熟悉了动线板上的不同标识代表的含义。

鉴于总有始料未及的事情会发生，标注“蓝点”的决定能让医院清楚地掌握有多少长期住院患者和其占用的医院资源不成比例。澳大利亚医疗活动分类系统将患者在院时间分为三类：①普通组：在院时间可预测或为常见在院时间；②短期在院组：在院时间短；③长期在院组：在院时间为普通组的 2.5 倍以上。

在我们这个项目开始之前，临床流行病学项目组已经开始监测一小部分长期或超长期住院患者对医院资源的影响程度。一项分析表明，每月长期在院患者数量为住院患者总量的 4.6%，但是却占用了 29.2% 的床位资源。虽然已经采取了各种措施来控制和减少患者住院天数，但相当多的问题依然存在。

“长期住院患者”一词只是简单反映了在院时间，并没有相关信息提示在院时间延长的原因，可能是因为疾病严重程度而治疗效果不佳，也可能是入院时就存在的缺乏社区医疗支持问题——仅需要很少的医疗专业知识。现在，蓝点系统用以标注这类患者：由医院提供的基本急救服务已完成，但由于急救单元与随后参与

患者治疗和支持的医院其他系统或非医院系统协作失调，导致出院日期明显延迟。

蓝点标识系统将这些问题可视化，使得医院的住院资源和承受能力更容易确定，也更容易区分出患者长期住院是因为疾病本身的严重性造成，还是因为综合医院与社区医疗支持之间存在障碍而造成。"蓝点患者"一词进入了医院的工作语言，随后还有相关长期工作要开展。来自 Flinders 医学中心社工部的 Jane Bassam、Lisa Gillbert 和医院管理层的 Pamela Everingham 给予了即将开展的这个复杂项目所必需的承诺与保证。

蓝点患者不同于一般患者，他们长期在院说明医院和社区之间转诊延误，揭示了个人和社会环境之间的挑战，多机构协作共筑医疗卫生体系才能使患者的动线板有所改进，如急性和亚急性医疗服务、残疾照顾、社区、居民医疗服务。在澳大利亚的社会福利系统中，服务"拥有者"包括国家卫生系统、联邦政府以及提供营利性和非营利性服务的社区和医疗机构。有时，"拥有者"购买医疗服务，有时又是提供者，有时二者兼而有之。不同服务体系之间存在质疑是普遍现象，同时因为服务合同招标彼此有着半竞争关系，这些都使它们不愿意分享信息。有了冲突也没有会谈机制或顶层的决策机构来解决。

下面是从若干问题中随机挑选的 3 个例子。

案例 1：一位 77 岁男性，患有严重阿尔茨海默病伴攻击行为，在私人疗养院一次意外后入院。在办理入院时，疗养院明确表示考虑到其他人的安全问题，他们不会为患者保留床位。尽管患者的病情已趋稳定，医院仍需要与安置官员会谈，以解决各种资金问题、跨区域阻碍，以及患者妻子陪护安置问题。

案例 2：一位 54 岁男性，患有神经系统疾病，独居，因身体状况恶化入院。入院检查显示，患者明显需要居家的高级别护理和专业物理治疗师。虽然申请已获批，资助资金也已明确，但很难找到一个合适的机构接收以致他长期在院无法转出。

案例 3：一位 84 岁女性，因股骨颈骨折入院，有语言障碍、攻击性行为和认知减退。很明显她需要疗养院的高级护理服务。由于家里无法提供所需的护理，在家人同意把她安置在疗养院并排队等待入院之前将有若干次的会谈。

关于改善患者在复杂体系之间流动的动线板问题，我们无法给出一个简单的答案。但是至少蓝点标识系统能够帮助医院分辨出问题的规模和原因，当发现因出院延迟带来的一系列资源被占用时，漫长的协作工作开始启动，不同服务系统之间合作的新措施也会随之制订出来。

十二、评估

　　蓝点标识系统项目的作用如何？图22-4显示了3年来的相关数据。数据表明，在冬季高峰期，每月蓝点标记患者数量减少了一半，相当于每月节省出多达1500张床位。如果假设在一家综合医院，一名成人患者住院天数为5天（准确数字略少于5天），这就意味着在不增加床位和人力的情况下每月可以增加300位住院患者。第18章已论述高床位使用率的医疗机构对床位总数的小幅变化有多敏感。

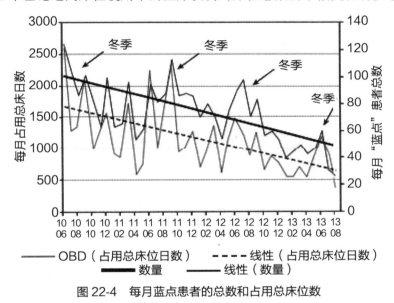

图22-4　每月蓝点患者的总数和占用总床位数

十三、相互依赖和相互作用

　　患者动线白板和交通信号灯系统的案例展示了流程再造项目的运作模式，也显示了持续改进如何带来意想不到的新机遇。案例同样展示了作为关键方案之一，视觉管理系统提升了医疗服务体系内的相互合作。

　　几年前，我成为临床服务部门的负责人，当我坐进前任留下的气派的高背椅并巡视四周后，我逐渐心灰，因为椅背已经损坏，一旦受力就会变为水平状态，非常有损尊严。我告诉医院的物资部门，希望更换椅子。"别着急，医生，我们会派人维修的。"一位维修人员来了，尽责地从椅背的后面把新螺钉安好，我高兴地看到它能固定上。可我一坐进去，螺钉突然折断，我又变成平躺状态。显然这样的维修没有用，我再次打电话给物资部门更换椅子。"别着急医生，已经列在计划单上了，我们会为您更换一把椅子。""好啊，要等多长时间？我真的需要更换一把椅子。""别急，12个月之内我们能给您更换。"天啊！我给病房护士讲述了这个故事，她笑了，"他们有些过分了，是不是？"然后，她打了一个电话，一把新椅子当天下午就送到我办公室了。

医院真是一个庞大的组织，有着许许多多非正式协作网络，员工们一起工作，通过使用这些网络使得正式医疗和其他工作得以运行。

严格意义上讲，这叫相互依赖：一个系统的质量属性，内部元素相互连接，没有标准的或非公开的语言或工具沟通（也就是不可接近的），有一定的交流也限定在专业伙伴之间。内部元素涉及从成员到一个产品价值链的所有环节。

相互依赖本质上没有错误。当官方系统不完善时（例如，申请新家具流程），互相依赖就能使系统运行快速改善。新策略的尝试、采纳或摒弃可以不走官方审批流程，省时省力又高效。

然而，相互依赖并不正式，又缺乏明晰的公共体制，无法实现可预见性的有效沟通，在某些情况下其弊端十分明显。

系统设计者认为互相依赖性是系统的重要特征。当多个工作小组（每个小组内部成员或多或少也相互依赖）需要点对点协作来完成复杂的变革流程时，该特征能保证系统做出预测性的有效响应。在一家现代化综合医院的任何一间病房，尤其是接受大量非计划性、急诊入院患者的病房，患者代表了临床照护、社会护理和个人看护的综合要求。无论是依赖于个人关系开展工作，还是要求任务涉及的所有学科人员都参与并当面分配工作，都很有局限性，因为必须要面临召集不同团队的困难。

患者动线板将不同团队之间的交流结构化，使整个医疗服务过程相互协作，团队之间采用一种官方认可的、具有一致性的、简单易懂、易维护的可视化语言，彼此沟通患者治疗状况的关键信息，使每个人只需看一眼即可理解其含义。

经过一段时期，患者动线板理念被医院和社区机构所广泛接受，落笔之时，患者动线板已经在 Flinders 医学中心应用了 10 年多，在整个澳洲不同层级的机构被用作日常工作的主要工具，而且现今也与时俱进地做了数字化升级。

（续 岩 译，杨雪松 王丽霞 校）

Part 23　足部医疗的流程再造：案例研究

足病医生关注足部健康。更准确地说，在澳大利亚，足病医学作为一个医学分支致力于研究足部、踝关节和下肢疾病的诊断和治疗。

足病医生关注所有年龄段的患者，从行走困难需要矫形植入物矫正步态的儿童，到患有足病无法照顾自己的虚弱老人。周围神经损伤的患者会因为感觉减退而导致足部和下肢受到损伤。糖尿病患者可能会产生感觉障碍和血管的问题，而糖尿病足又是被公认的极易致残的并发症。所以，在 Flinders 医学中心这样的大型综合性医院里，足病医生会在很大程度上参与对这些患者的诊断和护理。

在组织结构上，足病医生是医疗联盟的一部分，是为患者提供诊治的重要部分。但是医院里的足病科室的规模一般很小，并且是独立的医疗科室，包括独立的诊所空间、实验室和车间区域（生产矫形器及其他辅助工具）。

随着护理计划的再造，Flinders 医学中心的负责人请一位经验丰富的医疗联盟医生 Brenda Crane "离线" 为整个中心的医疗联盟服务流程提供流程再造方案。经过为期 2 天的研讨之后，再造原则被提交到医疗联盟业者代表团进行讨论，并制订了一系列具体的工作方案，足病诊疗的流程设计是其中之一。流程提供了一个以临床服务为中心的设计方案。也就是说，在重新设计的服务流程中，大多数患者来找医生，而不是医生去看患者。但是，由于足病医生要同时为来科室的患者和病房的住院患者提供一定范围的服务，从而使得这种服务的改变更加复杂。

一、问题

足病科室位于 Flinders 医学中心临床和行政区域的一个套间里。该科室的工作人员是由几位训练有素的足病医生及一名提供文书和行政服务的非医疗辅助人员组成。为期 2 天的综合健康研讨会结果明确表述,足病科的工作人员感觉负担过重。预约患者的等候时间延长，不能准时去看患者，并且当住院患者要求进行足病检查时，通常会被延迟进行。

二、证据

足病治疗小组是一项以低沉的热情进行的个案研究。工作人员对他们的工作及其重要性深表关注，但由于患者没有得到应得的及时的服务，而让他们承受着巨大的压力。

三、诊断

（一）全流程图

整个足病科室进行了一次大型的绘图，其中包括专业人员和文书行政人员。该科室的主要职能被确定为患者处理转诊、分诊、预约、治疗和重新预约，或完成后续护理工作的相关程序。正如预期的那样，整个过程非常复杂。显而易见的是，从医院内部和外部推荐来的各种患者被分为"急诊""普通"和"不能预测"。"急诊"通常与创伤护理有关，而"不能预测"用于低风险预防性护理患者。很明显，这种情况在转诊和分诊过程中都存在相当大的复杂性，尤其在预约阶段，工作确实非常困难。

只有少数的专业足病医生在该部门工作，每一位足病医生都接受过足部医疗的全套护理训练。但整个足部服务是通过各种指定的诊所提供的，这些诊所在每周不同的日子里运行，标准和预约方式各有所不同。被指定的诊所包括治疗普通患者、儿科患者、血管类疾病和糖尿病患者的诊所。每个诊所都有自己预先确定的（相互不同的）时间来进行预约和复诊。每个诊所都有自己预约患者的名单，但在实际运作中，各个诊所之间的患者仍有相当多的重叠。有许多患者预约等待的时间不同，这为医疗辅助人员的预约工作造成极大的复杂性，也使得该诊所的整体工作缺乏透明度。电脑化预约系统僵硬的模板结构，意味着需要大量的临时决定来保持诊所的有效运行，并且在足病医生试图将住院患者转诊纳入他们复杂的计算机预约系统时，相关的问题就产生了。

（二）随访

Brenda 花了大量的时间随访足病诊疗专业人员和医疗辅助人员。很明显，每个人都在很努力地工作。足病医生大部分时间都在提供医疗服务，但是诊所的全部服务工作是依赖于医疗辅助人员的多任务处理能力，他们承担了所有转诊和预约的处理工作，同时还负责整理和重新进货以及协助足病医生。图 23-1 和图 23-2 显示了一个典型的诊所中足病医生和患者管理助理或行政管理人员的时间分布。很显然，专业人员和医疗辅助人员为了寻找东西，花了相当多的时间在诊所和储藏室之间奔波。

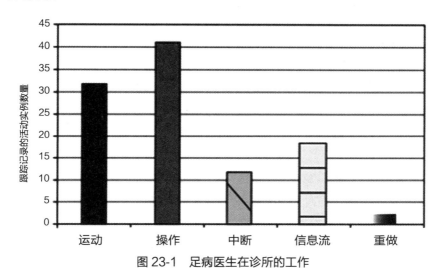

图 23-1　足病医生在诊所的工作

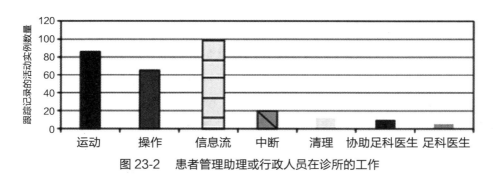

图 23-2　患者管理助理或行政人员在诊所的工作

四、现实问题

在描述和展示过程结束时，人们强烈支持对足病服务流程进行彻底的反思。很明显，内部组织进入多个科室是一个主要的困难来源。

五、干预

足病专业人员和患者管理助理组成了一个工作组。该机构至少每周举行一次会议，通常有 Brenda 参与，在很多情况下我也会参加这个工作组。

（一）简化结构

工作组决定彻底地再造临床结构，按名称指定科室的过程已经停止。取而代之的是，专业人员以他们自己的名字提供上午和下午的诊疗，患者可以与任何从业的科室进行预约（唯一的例外是与血管外科组的联合看诊）。

最常见的干扰是，只有一台高分辨率的电脑屏幕来查看 X 线片和其他与临床相关的图像，同时，这也是文书行政人员使用的屏幕。因此，我们在科室的接待处新增了显示屏幕。

科室结构的简化立即减少了等候名单，为员工提供了较大的灵活性，并使日常工作更加令人满意。同时，由于专业人员的工作变得更有可预测性和灵活性，因此也更容易为住院患者分配诊疗时间。

（二）预约

下一步是检查预约流程。到目前为止，临床预约通常使用固定的"插槽"式或指定式的电脑系统进行预约，分为新的和重新预定的时间段。尽管在电脑的显示器上可以一页一页的看到所有的预约，但是每天总的预约人数未被统计显示，因而无法调整员工的空闲时间以平衡患者的预约状态。在流程再造的意义里，现存的预约系统很难使诊所达到全时段满负荷的工作状态。

尽管最初有一些担忧，但还是尝试了一种新的预约流程。计算系统关闭了一段时间，上午和下午的门诊被分为固定但非特异性的时段（最初是 20min，之后是 10min）。时间段并没有被确认为是针对新的患者或随访的患者，只是一个时间段。

足病医生为自己的每个患者指定了他们所需要的时段。每位医生为患者的诊疗时间段定为 10min，每一天都有一张用手填好的显示板，患者的预约是根据治疗室和足病医生需要的时间进行的，显示患者与治疗室和足病医生的预约时间，并在患者到达时被看到。少数预先分配的时间段被排除在只限紧急情况下使用。

在改进过程中，进行定期的检查和规划干预措施。经过 4 个月的时间，诊疗流程得到了改进。

显而易见，临床时间被更有效地利用了。约诊时间更接近于看病的实际时间，这就能更有效地利用诊疗时间表上的小间隙。为了适应与血管外科医生的联合看诊，仍需要进行一些调整，与插槽式科室一起工作有时候是具有挑战性的。对于那些"常客"（需要经常预约进行处理慢性和伤残状态）的患者来说，他们需要进行一些调整，因为必须改变他们在固定的时间去固定科室的习惯。通过改进，这个系统的运行会更加有效，手写的模板也将会被电脑取代。

六、评估

Brenda 在工作开始后 6 个月对改进的系统进行了评估。她指出，评估期间是工作人员严重不稳定的时期，有一位足病医生因为晋升离开，而且没有新的医生补充，但这并没有使系统受到影响，就诊患者的数量还略有增加，这表示专业人员的工作效率有了大幅提高。已经预约但未就诊患者的数量随着时间的推移而稳步下降（从系统更新之前的 7.4% 下降到 4.2%），这似乎与早期转诊的便利程度有关。许多之前被转诊的患者现在可以获得预约（从系统更新之前的 70% 上升到 88%）。现在很多新的转诊患者在 1 周之内就可以就诊，而预约的平均等候时间从 15 个工作日减少到 10 个工作日。等待时间的范围也从 2 ～ 27d 降至 5 ～ 16d。

很明显，更灵活的预定系统导致了预约时间的缩短和更均衡的等待时间。

工作人员的反馈意见是，新的预定模板更容易使用、更灵活，诊所结构灵活性的增加使生活更轻松。在模板中添加的紧急位置，提供了有用的缓冲区来防止诊所患者超员，并且更容易去病房诊治患者。重要的是，因为每一位足病医生都能诊治各种类型的患者，如果个别工作人员离开，也不会使得团队整体的专业技能水平下降。

这一阶段的最后一步是一个 5S 计划，将该诊所的实验室足病诊疗设备的存放进行再造，减少了在诊所中运动的时间。

七、总结

新系统能够使员工们的实际工作效率得到大幅提高。患者的预约数量增加了12%，等待的时间减少了，现在住院患者转诊当天就能就诊。即使足病医生晋升到另一个部门后会导致专业人员的流失，这些改善仍然得以保持，使在长期聘用新员工的过程中全职同等工作人员减少 20%。

足病科室的工作人员对这项工作非常热心，在国家职业会议上展示了这个项目，并在继续拓展和调整自己的工作，为联合医疗领域更广泛的改革做出了贡献。

（孙　静　王雪花　译，杨雪松　王晋豫　王丽霞　校）

Part 24　运用精益思想的医疗流程再造

本书内容基于澳大利亚一些医院历经 10 年一系列医疗流程再造的实践。我所在的 Flinders 医学中心当年正处于医疗服务机构重组的动荡阶段。医疗系统是机构重组的部分之一，组织架构经历了 5 次实质性的重组。单就流程再造项目而言，需要直接向至少六位首席执行官和总经理汇报，还要间接向更大范围的区域或大区经理们汇报。在这种情况下，想要建立清晰的工作目标和战略计划是根本不可能的。对于公共健康服务体系，这不足为奇，也是新常态。但我们的实践证明，无论机构大环境如何，只要流程再造工作能适时得到管理者的认可，更重要的是能够得到一线员工的积极响应和参与，运用精益思想对医疗流程再造是可能的。流程再造不仅可以恢复系统的活力，还能够获得病人流的收益并改善医疗安全和质量，并且这种效果能够持续。

本书所提供的案例选自我们工作中的一小部分，还有很多内容未能涵盖。书中所呈现的流程再造范例都是基于医院的场景，但随着时间的推移，越来越多的实例证明所运用的方法在社区服务以及其他人力服务场所同样有效。对于存在工作流、浪费、时间安排以及协调的任何地方，其原理和方法都是一样的。

很难说清楚流程再造为相关的医疗服务到底节约了多少钱。在很多医疗机构，特别是公立医疗机构，流程再造所带来的生产能力的提高并没有兑现或归还国库。其收益被用来改善对当下病人的服务，提高医疗服务的可及性，拓展新的服务。这些良好的应用是不是也应该算作潜在的节约？或许有待未来他人评判。

我最近在澳大利亚参加了一个会议，主题是关于医院和医疗服务的流程再造以及改进医疗服务。大家共同的思路之一是以 A3 为基础编制文件，开发流程再造，进行特定项目的精益工作，这显然与我们的思路不谋而合。当我问到实际工作从何处入手时，很多人回答加入他们所在机构的流程再造小组，因地制宜，就地实践。有位参会者说到他们的灵感来自曾参加的一个培训项目，这个培训项目正是我和同事几年前在他们全州医疗流程再造大项目启动时进行的。看来这一项目已然对很多参与工作的其他人员带来了深远的影响。

　　判定流程再造项目是否成功，最确定的一个指标即是新的改进流程已经取代原有的再造流程并成为"解决问题的方式"。我非常希望运用精益思想进行医疗流程再造能够得到支持，并进一步扩展其影响，使精益思想方法成为解决此类问题的常用方式。

　　运用精益思想进行医疗流程再造的多年实践，让我越来越深刻地感受到的一点就是99%的医务工作者都在努力做好本职工作。一旦他们的创造力得以激发，奇迹就会出现，而所有这些弥足珍贵，也正是我们工作的价值所在。

（杨雪松　译，杨雪松　校）

后 记

与本书的相识缘自偶然的"搭车",在之前讨论翻译《医患沟通技巧》一书时，中国科学技术出版社焦健姿主任拿出这本书问我是否有兴趣翻译。我随意翻到下篇的经典案例研究部分，一下被"急诊流程再造"的内容所吸引，但我深知读与译的区别，还是有些犹豫。感谢我的团队，特别是王晋豫主任，是大家的热情、兴趣与信心给了我莫大的支持，让我下决心接下这本书的翻译任务。

从医 30 年，从底层的"实习菜鸟"到四线值班主任、医院管理者，深知医疗流程的繁复，尽管也在不断努力改进，但似乎永远"在路上"，总是被"吐槽"。本书的内容使我深刻认识到，我们的工作大多是基于经验或某个环节的改进，恰恰是因为医疗运行系统的高度专业性和复杂性，更需要运用系统改进的方法，从识别问题、定义范围、直接观察、绘制流程、针对性干预到融入与保持，而这些正是精益理论的精髓。书中呈现的案例将系统的精益理论与具体的医疗场景相结合，运用系统分析的工具剖析医疗流程中的每个环节，更重要的是通过真实的案例将流程再造的实施过程和结果展现出来，这一点尤其值得借鉴。在翻译的过程中，时时处处能感受到与书中所述的共鸣。翻译的过程也是学习、思考的过程，这也是我翻译此书最大的收获与享受之处！

翻译的过程可谓有些"艰难"，也再一次深刻体会到将"自己的阅读理解"转化为"让别人理解的文字"，其过程实在不易，特别是将起源于工业制造领域的"晦涩"精益术语对应到医院场景，这也是本书翻译、审校过程中的最大困难。团队的同事们为此"啃"了几本有关精益管理的专业书籍，努力了解诸如"看板"（kanban）、"可视化"（visual）等精益术语起源的含义及医院场景对应的具象。即便如此，将各位原著者对同一术语在不同案例的表达进行统一翻译仍是一项几乎不可能完成的工作，这也是本书译稿迟迟不能交付的主要原因。

有意思的是，在译稿交付的次日，我有幸参加医院组织的管理培训前往精益思想的源头——日本丰田汽车公司进行参观学习。在丰田汽车的装备车间，我看到了流水线上的每个步骤环节，看到了装配车间的"看板"，理解了红、绿信号灯的"可视化"含义，也聆听了中嶋雅盛先生关于精益理论的专业授课，更有幸向先生求教了本书翻译过程中的一些疑问之处。中嶋先生惊讶于我们对精益理论在医疗行业应用的兴趣和实践，我更感慨与本书的缘分，也许一切都是命中注定的机缘巧合！

身处当下中国医疗改革的大潮之中，无法置身事外，唯有不断优化医院管理流程，才能提高医疗服务效率，改善患者就医体验，更能提升医疗从业人员的职业价值感，也正是这些共同构成了医院的立足之本、发展之源。

感谢北大国际医院同事组成的翻译团队，他们年轻热情、充满活力，以高效专业的精神不断推动、激励我挑战困难，创新实践。得益于本书的翻译工作，让我们的团队在工作中一起学习理论、分享经验、思维在碰撞中得以升华，并使这本译著最终能够顺利付梓。

感谢出版社对我们审校统稿过程一再拖延的容忍，虽经反复斟酌考量，但仍有诸多遗憾，恳请读者在阅读本书过程中给予理解、指正，以期未来再版时有机会更正、改进。

人际交流能力是住院医师规范化培训六大核心能力之一。 医患沟通是现代医学发展中的一个重要课题。将医患沟通能力的培养与提高贯穿到医学教育全程，落实于医疗服务实践中，是医学教育培训的重要内容和必修课。《医患沟通技巧（第3版）》的出版，将有助于我们在医学教育培训过程中建立医患沟通技巧课程体系，加强医务人员沟通技能培训和实践，必将促进医患关系的融洽与医学事业的发展。

——张雁灵，中国医师协会会长，原总后勤部卫生部部长

本书名为"医患沟通技巧"，但介绍的不只是"技巧"。因为"技巧"的背后，不仅是对医学知识的理解和实践经验的积累，更有对人性、对患者的关照与爱护。原著者从介绍医患沟通模式入手，为医患沟通的开展提供了基本框架，有观念、有理论、有依据，并极为系统地分步骤详解了 Calgary-Cambridge 指南。该指南汇集了临床沟通中的多种技能，还配以实例，非常适合医学生临床沟通实践中参考。这样的指南如同手把手带着尚无经验的年轻医学生一点点成长、成熟，这正体现了实实在在的"职业精神"培养。

——柯杨，原北京大学常务副校长，原北京大学医学部常务副主任

本书为广大读者提供了一套完美的医患沟通解决方案，可以准确指导读者如何精准、有效、高效地应对医疗过程中遇到的问题和挑战。衷心祝愿广大读者如我一样，享受阅读本书的乐趣。

——Myriam Deveugele，欧洲医疗保健沟通学会主席，
比利时 Ghent 大学初级保健和家庭医学系医疗保健沟通教授

《医患沟通技巧》是一本出色的教材，临床医生无论在医疗保健的哪个领域工作、具有怎样的经历都能从中发现真知灼见、得到启发，以提高医疗实践中的沟通能力。这本教材对多种沟通技术都给予了非常独特且操作性很高的讲解，并提供了支撑这些技术的研究证据。

——Anthony L. Suchman，McArdle Ramerman Center 机构顾问，
美国纽约 Rochester 大学医学和口腔学院临床医学教授

医患沟通技巧（第 3 版）

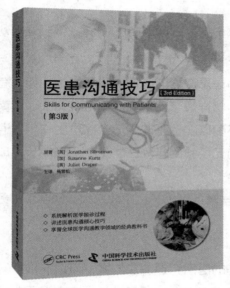

荣获"2018 中国医界好书"

原著　[英] Jonathan Silverman

　　　[加] Suzanne Kurt

　　　[英] Juliet Draper

主译　杨雪松

定价　60.00 元

系统解析医学接诊过程，讲述医患沟通核心技巧，

享誉全球医学沟通教学领域的经典教科书

　　本书及其配套用书《医学沟通技巧教与学》是三位作者合作 20 年来所有理念和方法交汇碰撞共同孕育的结晶，旨在改进医学沟通，同时针对医学教育的所有三个层次（本科生、住院医师和继续医学教育）提供全面综合的沟通教学方法。自 1998 年第 1 版出版以来，本书及其配套书已成为全世界医学沟通技巧教学的标准教材，是"第一本完全以证据为基础的医学访谈教科书"。